全牙列种植重建

Full–Arch Implant Rehabilitation

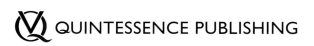

QUINTESSENCE PUBLISHING

Berlin | Chicago | Tokyo
Barcelona | London | Milan | Mexico City | Moscow | Paris | Prague | Seoul | Warsaw
Beijing | Istanbul | Sao Paulo | Zagreb

全牙列种植重建
FULL-ARCH IMPLANT
REHABILITATION

（美）阿伦·加尔格 编 著
（Arun K. Garg）

孙 鹏 主译
方玉柱 翟 翚 叶 鹏 副主译

北方联合出版传媒（集团）股份有限公司
辽宁科学技术出版社
沈 阳

图文编辑

刘 菲 刘 娜 康 鹤 肖 艳 王静雅 纪凤薇 刘玉卿 张 浩 曹 勇

©2021，辽宁科学技术出版社。

著作权合同登记号：06-2020第27号。

图书在版编目（CIP）数据

全牙列种植重建 /（美）阿伦·加尔格（Arun K. Garg）编著；孙鹏主译.—沈阳：辽宁科学技术出版社，2021.3

ISBN 978-7-5591-1913-1

Ⅰ.①全… Ⅱ.①阿… ②孙… Ⅲ.①种植牙 Ⅳ.①R782.12

中国版本图书馆CIP数据核字（2020）第235570号

出版发行：辽宁科学技术出版社

（地址：沈阳市和平区十一纬路25号 邮编：110003）

印 刷 者：上海利丰雅高印刷有限公司

经 销 者：各地新华书店

幅面尺寸：210mm×285mm

印 张：7.25

插 页：5

字 数：150千字

出版时间：2021年3月第1版

印刷时间：2021年3月第1次印刷

策划编辑：陈 刚

责任编辑：苏 阳

封面设计：袁 舒

版式设计：袁 舒

责任校对：李 霞

书 号：ISBN 978-7-5591-1913-1

定 价：298.00元

投稿热线：024-23280336

邮购热线：024-23280336

E-mail:cyclonechen@126.com

http://www.lnkj.com.cn

译者名单 Translators

主译简介

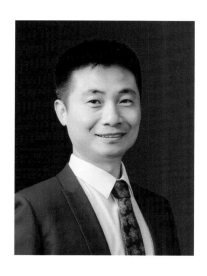

孙鹏

主任医师

北京大兴兴业口腔医院副院长、种植中心主任

北京大兴区卫生首席专家

北京口腔医学会种植专业委员会常委

国际口腔种植牙医师学会（ICOI）中国区专家委员会副会长

gIDE种植临床硕士培训课程中国区 Clinician Mentor

华人美学牙科学会常务理事

第一作者核心期刊发表论文20余篇

2012年获得解放军总医院首届临床优秀医师称号

2014年获得全国BITC种植病例大奖赛 银奖

副主译简介

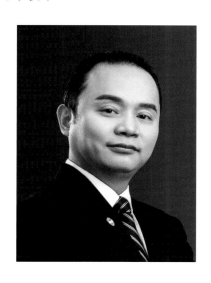

方玉柱

副主任医师

玉蕙口腔医疗集团创始人、院长

国际牙医师学院（ICD）院士

国际口腔种植牙医师学会（ICOI）院士

国际口腔种植牙医师学会（ICOI）中国区专家委员会副会长

江苏省口腔医学会种植专业委员会副主任委员

美国罗马琳达大学gIDE种植课程认证

美国加州大学UCLA种植课程认证

美国密歇根大学访问学者

《中国口腔种植临床精萃》（2016卷）编委

中华口腔医学会民营口腔医疗分会常务委员

江苏省口腔医学会民营分会时任副会长

苏州民营口腔医疗协会会长

常熟市政协委员

上海同济大学工商管理硕士（EMBA）

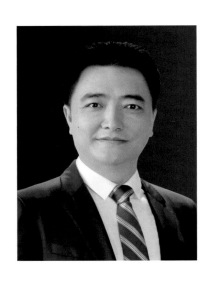

翟翠

奥瑞口腔院长

国际口腔种植牙医师学会（ICOI）中国区专家委员会副会长兼秘书长

纽约大学ICOI FELLOW高级种植课程负责人

深圳市口腔医疗行业协会副会长

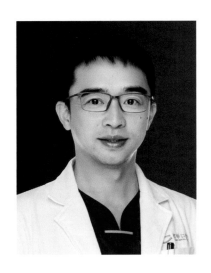

叶鹏

主治医师

杭州雅宁口腔门诊部院长

中华口腔医学会会员

国际口腔种植牙医师学会（ICOI）中国区专家委员会常务理事

美国gIDE/UCLA国际种植临床课程高级研修

美国加州洛杉矶分校UCLA种植课程研修

德国法兰克福大学口腔外科与种植高级课程研修

参　译

孙　鹏　朱力军　方玉柱　翟翠　叶鹏　吴　荻

张思佳　梁凌智　周仁基　刘臣汉　曲美娟

前言Preface

编写本书的目的是解释和说明如何用全牙列种植重建（FAIR）的方法治疗无牙颌或几乎无牙颌的患者。FAIR是一种新型的种植治疗方法，它可以满足全世界数以百万计无牙颌患者日益增长的功能需求和美学需求。

FAIR是即刻固定的、可负重的，具有美观舒适性、功能完整性，且费用低、易维护及非常可靠的优点。该方案并发症少，手术和临时修复在一次就诊中完成，通常只需要4颗或5颗种植体，包括远中利用患者可用骨的倾斜种植体，一般无须进行骨移植。

本书以两章的历史回顾开始，讲述了40年来牙科种植治疗的巨大发展，这在很大程度上是由于数字成像技术和种植体、修复体材料技术的进步。随后的章节描述了选择和治疗并恢复患者全牙列功能与美学的具体方法。

本书为FAIR提供了一个简明、权威的指南，依此，临床医生将FAIR应用到他们的临床实践中是可行的。逐个案例分析的方式增加了内容的独特性。以患者为中心的治疗方法包括：手术导板和技术、消毒灭菌、药物使用、骨生理学应用及并发症处理等。书中的病例不仅有患者颌面部照片，还有大量生动的、数字化渲染的效果图，使治疗流程的描述更加清晰；另外，还提供了可获取大量信息的表格和图片，阐述了治疗程序的基本要素。我希望读者也能花点时间去探索支持本文观点的多种学术资源，我更希望本书可以成为渴望扩展种植知识和技能的牙医们的挚友，并能使他们的职业生涯得到进一步提升。

我的写作灵感源于我几十年来一直担任口腔颌面外科教授和迈阿密大学伦纳德·M.米勒医学院高级专科医师培训主任的经历。我认为在我专注于骨生物学以及种植手术骨收集和移植的职业生涯中，FAIR是后续必然的阶段之一。我谨愿此书与我其他的骨移植及牙齿种植著作一样在全球获得成功，并同样可以造福世界各地的临床医生和患者。

致谢

我要特别感谢Renato Rossi, Jr DMD, MSc, PhD; Maria Del Pilar Rios, DDS, MScD, PhD和Rosa Ysabel Rios等种植修复专家对本书的出版提供的宝贵帮助。

目录 Contents

第1章　FAIR治疗方法的演变
Evolution of the FAIR Protocol

全牙列种植重建（FAIR）是无牙颌或几乎无牙颌患者种植治疗的最新技术之一。此方法是将4颗或5颗种植体分布在整个牙弓，并用临时修复体即刻负重，而不是用1颗种植体代替1颗缺失的牙齿。虽然传统的活动义齿和多颗种植体加骨移植也是可选方案，但后者可能需要经历几年时间，并且成本相对较高。此外，许多研究表明，配戴传统的活动义齿会降低患者的生活质量，引起疼痛和不适、咀嚼和说话困难、滑动、咬合力降低、口腔感觉差。

对于无牙颌或部分无牙颌患者来说，FAIR修复体有很多优势（表1-1）。这种修复体是即刻固定的，美观、功能强的，且便宜、易维护的。重要的是，FAIR和类似技术可在不做骨移植的情况下进行，而且成功率非常高[1-14]。这种牙科治疗系统对于满足更多无牙颌或部分无牙颌患者的手术和修复需求是更好的设计，因为传统的技术通常需要大量的骨移植，这些手术的侵袭性使许多患者望而却步，而其他患者（特别是老年患者和严重骨缺失的患者）可能不适合进行骨移植。

在20世纪80年代末或20世纪90年代初，即刻负重种植体的成功率有所提高，包括修复单颗牙齿和安装短跨度的局部固定修复体[15-20]。无论有还是没有骨移植，这些进展有助于推动全牙列替换。20世纪90年代中后期，出现了下颌骨修复方案的发展，该方案试图在下颌密质骨中解剖式植入和重新设计局部修复体结构[21-22]。在较软的、多孔的上颌骨中也进行了类似尝试，但因为稳定性差，均以失败告终[23-28]；为攻克这一难点，重新设计了种植体的螺纹、尺寸和长度，以便在软质骨内做种植、上颌窦提升和其他手术的过程中对骨进行挤压与增厚[29-32]。

表1-1 活动义齿、覆盖义齿及FAIR的优缺点

	优点	缺点
活动义齿	· 替代牙齿和牙龈相对便宜 · 提供唇部支撑 · 可以口外清洁、容易取下	· 不舒服 · 可能引起牙龈上的痛点 · 某些食物不能食用 · 加速骨质丧失 · 因为骨吸收经常需要重衬来增加舒适度 · 可能会使说话困难 · 可能需要乳膏或粘接剂来减少移动 · 与天然牙相比，大约有10%的功能
2~4颗种植体支持的活动覆盖义齿	· 稳定性和功能性提高到天然牙的60% · 替代牙齿和牙龈相对便宜 · 提供唇部支撑 · 口外容易清洁	· 不舒服 · 可能引起牙龈上的痛点 · 义齿必须拿到口外清洁 · 咀嚼和说话时仍然会活动 · 因为骨吸收可能需要重衬，以提高密合性和舒适性
FAIR治疗方法	· 与天然牙相比，功能恢复到了70% · 不需要植骨 · 在手术当天可提供临时的局部义齿，允许在康复期间吃软食 · 替代牙根和牙齿 · 保存骨骼和软组织 · 像天然牙一样美观 · 无龋坏；30年成功率达95% · 允许患者吃任何种类的食物 · 可以像天然牙一样清洁	· 需要治疗和恢复时间 · 涉及手术和麻醉

上颌骨的颧骨种植体显示了全牙列修复是如何发展的[33-37]。例如，由于患者的年龄、骨密度或剩余骨量的问题，导致传统种植手术、上颌窦提升术和其他手术在上颌骨是禁忌证时，可将非传统的、更长的颧骨种植体放置于上颌骨后部致密且更多骨皮质的颊骨（即颧骨）附近（图1-1）。这缩短了手术所需时间，增加了患者的舒适度[38-39]。大概到2010年，附加的高级种植技术和程序包括：上颌外稳固技术、优化种植体角度、优化悬臂梁，以及截骨（当需要时）[40-45]。

早期为无牙颌患者选择的治疗方案反映了牙科种植技术发展的新进展是2颗或4颗种植体支持的活动覆盖义齿[46-48]。不同于传统的活动义齿（图1-2），种植体支持式覆盖义齿提高了稳定性和功能性，接近天然牙功能的60%（图1-3），替代牙齿和牙龈仍然相对便宜。此外，还有唇部支撑并且容易口外清洁。缺点包括牙龈上的痛点、患者咀嚼和说话时的移动，以及由于持续的骨吸收，可能需

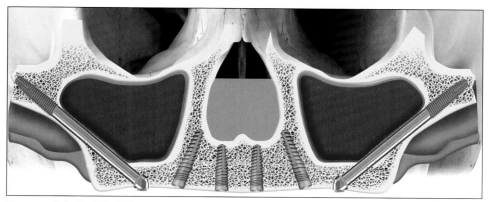

图1-1　将颧骨种植体放置于上颌骨后部致密且更多骨皮质的颧骨附近，是全牙列修复方法早期改进的代表。

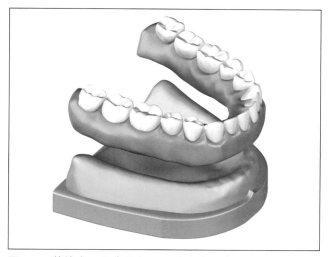

图1-2　传统全口义齿是向FAIR治疗方法演变的第一步。

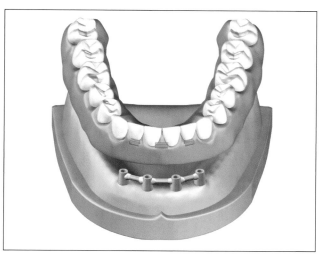

图1-3　种植体支持式覆盖义齿提高了稳定性和功能性，接近天然牙的60%。

要频繁的重衬来获得舒适感。

FAIR治疗方法的演变

相比之下，FAIR修复体和其他类似的方法可能只有两个缺点：一个是外科手术，一个是短暂的康复期。相对这些较小的缺点，FAIR治疗方法（图1-4）不仅恢复了天然牙约70%的功能，而且可作为骨和牙齿的替代物（同时保留骨和软组织），在植入前仅需最少量或无须移植。临时修复体是在手术当天完成的，并允许在愈合期间进软食。最终修

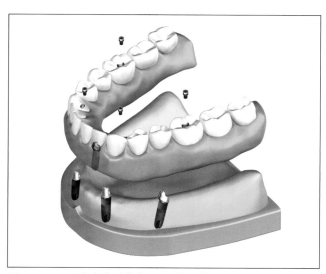

图1-4　FAIR治疗方法恢复了天然牙约70%的功能。

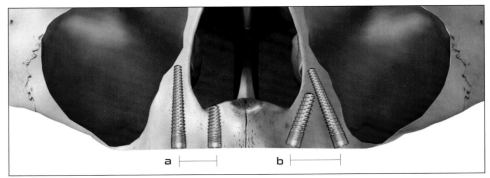

图1-5　（a）种植体传统上是轴向植入的。（b）当使用FAIR技术时，种植体是倾斜的。注意：在牙弓上种植体之间有更大的距离。

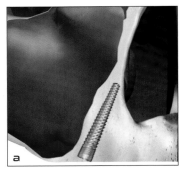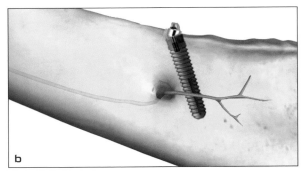

图1-6　倾斜种植体可保护重要的解剖结构：上颌骨中的上颌窦（a）和下颌骨后部下牙槽神经（b）。

复体在30年内有95%的成功率，具有相对自然的美学外观，进食几乎不受任何限制。

根据疾病控制和预防中心的数据，截至2015年，美国人的平均预期寿命接近79岁。因此，越来越多的患者正在寻求一种既美观、经济，功能又好的缺牙解决方案。对无牙颌患者的不作为不再是一种选择，因为无牙对整体口腔健康和患者寿命都有负面影响[49-50]。幸好有了这个相对简单的解决无牙颌的方法，它远优于传统的活动义齿和覆盖义齿，因为这种即刻负重的种植体支持式全牙列修复体几乎等同于天然牙[51-52]。

FAIR修复体的咬合力几乎与天然牙相当，同时具有天然牙70%的咀嚼功能和美观性，并且失败率极低[53-54]。传统的种植体植入在垂直位置上，像栅栏柱（图1-5a），但是，FAIR技术采用了远中斜行种植体，以获得更大的稳定性，就像沙滩上倾斜的沙滩伞（图1-5b）。倾斜种植体保护了重要的解剖结构，允许使用更长的种植体并得到良好的皮质骨固定（图1-6）。此外，倾斜种植体增加了种植体之间的距离，缩短了悬臂长度，并减少了骨增量的需求[32,55-58]。

FAIR手术和临时修复是在一次就诊中完成的，4颗或5颗轴向植入的种植体在前部，还有2颗种植体倾斜植入到后部。所有种植体随后用直的和有角度的多基基台修复，以支持一个临时的、固定的、即刻负重的全牙列修复体，其存留率在92%～100%[59-64]。

参考文献

[1] Misch CE, Degidi M. Five-year prospective study of immediate/ early loading of fixed prostheses in completely edentulous jaws with a bone quality-based implant system. Clin Implant Dent Relat Res 2003;5:17–28.

[2] Motta M, Monsano R, Velloso GR, et al. Guided surgery in esthetic region. J Craniofac Surg 2016;27:e262–e265.

[3] Uhlendorf Y, Sartori IA, Melo AC, Uhlendorf J. Changes in lip profile of edentulous patients after placement of maxillary implant-supported fixed prosthesis: Is a wax try-in a reliable diagnostic tool? Int J Oral Maxillofac Implants 2017;32:593–597.

[4] Barbosa GA, Bernardes SR, de França DG, das Neves FD, de Mattos Mda G, Ribeiro RF. Stress over implants of one-piece cast frameworks made with different materials. J Craniofac Surg 2016;27:238–241.

[5] Zoidis P. The All-on-4 modified polyetheretherketone treatment approach: A clinical report. J Prosthet Dent 2018;119:516–521.

[6] Malo P, Rangert B, Dvarsater L. Immediate function of Branemark implants in the esthetic zone: A retrospective clinical study with 6 months to 4 years of follow-up. Clin Implant Dent Relat Res 2000;2:138–146.

[7] Malo P, Rangert B, Nobre M. "All-on-Four" immediate-function concept with Branemark System implants for completely edentulous mandibles: A retrospective clinical study. Clin Implant Dent Relat Res 2003;5(suppl 1):2–9.

[8] Malo P, Friberg B, Polizzi G, Gualini F, Vighagen T, Rangert B. Immediate and early function of Branemark System implants placed in the esthetic zone: A 1-year prospective clinical multicenter study. Clin Implant Dent Relat Res 2003;5(suppl 1):37–46.

[9] Malo P, de Araujo Nobre M, Lopes A, Moss SM, Molina GJ. A longitudinal study of the survival of All-on-4 implants in the mandible with up to 10 years of follow-up. J Am Dent Assoc 2011;142:310–320.

[10] Malo P, de Araujo Nobre M, Lopes A, Francischone C, Rigolizzo M. "All-on-4" immediate-function concept for completely edentulous maxillae: A clinical report on the medium (3 years) and long-term (5 years) outcomes. Clin Implant Dent Relat Res 2012;14(suppl 1):e139–e150.

[11] Lopes A, Malo P, de Araujo Nobre M, Sanchez-Fernandez E. The NobelGuide All-on-4 treatment concept for rehabilitation of edentulous jaws: A prospective report on medium- and long-term outcomes. Clin Implant Dent Relat Res 2015;17(suppl 2):e406–e416.

[12] Malo P, de Araujo Nobre MA, Lopes AV, Rodrigues R. Immediate loading short implants inserted on low bone quantity for the rehabilitation of the edentulous maxilla using an All-on-4 design. J Oral Rehabil 2015;42:615–623.

[13] Malo P, Araujo Nobre MD, Lopes A, Rodrigues R. Double full-arch versus single full-arch, four implant-supported rehabilitations: A retrospective, 5-year cohort study. J Prosthodont 2015;24:263–270.

[14] Malo P, de Araujo Nobre M, Lopes A, Ferro A, Gravito I. All-on-4 treatment concept for the rehabilitation of the completely edentulous mandible: A 7-year clinical and 5-year radiographic retrospective case series with risk assessment for implant failure and marginal bone level. Clin Implant Dent Relat Res 2015;17(suppl

2):e531–e541.

[15] Buser DA, Schroeder A, Sutter F, Lang NP. The new concept of ITI hollow-cylinder and hollow-screw implants: Part 2. Clinical aspects, indications, and early clinical results. Int J Oral Maxillofac Implants 1988;3:173–181.

[16] Piattelli A, Ruggeri A, Franchi M, Romasco N, Trisi P. An histologic and histomorphometric study of bone reactions to unloaded and loaded non-submerged single implants in monkeys: A pilot study. J Oral Implantol 1993;19:314–320.

[17] Henry P, Rosenberg I. Single-stage surgery for rehabilitation of the edentulous mandible: Preliminary results. Pract Periodontics Aesthet Dent 1994;6:15–22.

[18] Spiekermann H, Jansen VK, Richter EJ. A 10-year follow-up study of IMZ and TPS implants in the edentulous mandible using bar-retained overdentures. Int J Oral Maxillofac Implants 1995;10:231–243.

[19] Salama H, Rose LF, Salama M, Betts NJ. Immediate loading of bilaterally splinted titanium root-form implants in fixed prosthodontics—A technique reexamined: Two case reports. Int J Periodontics Restorative Dent 1995;15:344–361.

[20] Biglani M, Lozada JL. Immediately loaded dental implants— Influence of early functional contacts on implant stability, bone level integrity and soft tissue quality: A retrospective 3 and 6 year analysis. Int J Oral Maxillofac Implants 1996;11:126–127.

[21] Balshi TJ, Wolfinger GJ. Immediate loading of Brånemark implants in edentulous mandibles: A preliminary report. Implant Dent 1997;6:83–88.

[22] Jemt T, Lekholm U. Implant treatment in edentulous maxillae: A 5-year follow-up report on patients with different degrees of jaw resorption. Int J Oral Maxillofac Implants 1995;10:303–311.

[23] LoCascio SJ, Salinas TJ. Rehabilitation of an edentulous mandible with an implant-supported prosthesis. Pract Periodontics Aesthet Dent 1997;9:357–368.

[24] Scortecci G. Immediate function of cortically anchored disk-design implants without bone augmentation in moderately to severely resorbed completely edentulous maxillae. J Oral Implantol 1999;25:70–79.

[25] Mattsson T, Köndell PA, Gynther GW, Fredholm U, Bolin A. Implant treatment without bone grafting in severely resorbed edentulous maxillae. J Oral Maxillofac Surg 1999;57:281–287.

[26] Bohsali K, Simon H, Kan JY, Redd M. Modular transitional implants to support the interim maxillary overdenture. Compend Contin Educ Dent 1999;20:975–983.

[27] Ivanoff CJ, Gröndahl K, Bergström C, Lekholm U, Brånemark PI. Influence of bicortical or monocortical anchorage on maxillary implant stability: A 15-year retrospective study of Brånemark System implants. Int J Oral Maxillofac Implants 2000;15:103–110.

[28] Wennstrom J, Zurdo J, Karlsson S, Ekestubbe A, Grondahl K, Lindhe J. Bone level change at implant-supported fixed partial dentures with and without cantilever extensions after 5 years in function. J Clin Periodontol 2004;31:1077–1083.

[29] Cannizzaro G, Felice P, Leone M, Viola P, Esposito M. Early loading of implants in the atrophic posterior maxilla: Lateral sinus lift with autogenous bone and Bio-Oss versus crestal mini sinus lift and 8-mm hydroxyapatite-coated implants. A randomized controlled clinical trial. Eur J Oral Implantol 2009;2:25–38.

[30] Balevi B. Implant-supported cantilevered fixed partial dentures. Evid Based Dent 2010;11:48–49.

[31] Maló P, Nobre Md, Lopes A. Immediate loading of 'All-on-4' maxillary prostheses using trans-sinus tilted implants without sinus bone grafting: A retrospective study reporting the 3-year outcome. Eur

J Oral Implantol 2013;6:273–283.

[32] Rocci A, Martignoni M, Gottlow J. Immediate loading in the maxilla using flapless surgery, implants placed in predetermined positions, and prefabricated provisional restorations: A retrospective 3-year clinical study. Clin Implant Dent Relat Res 2003;5(suppl 1):29–36.

[33] Kinsel RP, Liss M. Retrospective analysis of 56 edentulous dental arches restored with 344 single-stage implants using an immediate loading fixed provisional protocol: Statistical predictors of implant failure. Int J Oral Maxillofac Implants 2007;22:823–830.

[34] Eliasson A, Blomqvist F, Wennerberg A, Johansson A. A retrospective analysis of early and delayed loading of full-arch mandibular prostheses using three different implant systems: Clinical results with up to 5 years of loading. Clin Implant Dent Relat Res 2009;11:134–148.

[35] Fortin Y. Placement of zygomatic implants into the malar prominence of the maxillary bone for apical fixation: A clinical report of 5 to 13 years. Int J Oral Maxillofac Implants 2017;32:633–641.

[36] Fortin Y, Sullivan RM. Terminal posterior tilted implants planned as a sinus graft alternative for fixed full-arch implant-supported maxillary restoration: A case series with 10- to 19-year results on 44 consecutive patients presenting for routine maintenance. Clin Implant Dent Relat Res 2017;19:56–68.

[37] Pi Urgell J, Revilla Gutiérrez V, Gay Escoda CG. Rehabilitation of atrophic maxilla: A review of 101 zygomatic implants. Med Oral Patol Oral Cir Bucal 2008;13:e363–e370.

[38] Chow J, Wat P, Hui E, Lee P, Li W. A new method to eliminate the risk of maxillary sinusitis with zygomatic implants. Int J Oral Maxillofac Implants 2010;25:1233–1240.

[39] Atalay B, Doğanay Ö, Saraçoğlu BK, Bultan Ö, Hafiz G. Clinical evaluation of zygomatic implant-supported fixed and removable prosthesis. J Craniofac Surg 2017;28:185–189.

[40] Lifshitz AB, Muñoz M. Evaluation of the stability of self-drilling mini-implants for maxillary anchorage under immediate loading. World J Orthod 2010;11:352–356.

[41] Harirforoush R, Arzanpour S, Chehroudi B. The effects of implant angulation on the resonance frequency of a dental implant. Med Eng Phys 2014;36:1024–1032.

[42] Alencar SM, Nogueira LB, Leal de Moura W, et al. FEA of peri-implant stresses in fixed partial denture prostheses with cantilevers. J Prosthodont 2017;26:150–155.

[43] Sheridan RA, Decker AM, Plonka AB, Wang HL. The role of occlusion in implant therapy: A comprehensive updated review. Implant Dent 2016;25:829–838.

[44] Romanos GE, Gupta B, Gaertner K, Nentwig GH. Distal cantilever in full-arch prostheses and immediate loading: A retrospective clinical study. Int J Oral Maxillofac Implants 2014;29:427–431.

[45] Tischler M, Ganz SD, Patch C. An ideal full-arch tooth replacement option: CAD/CAM zirconia screw-retained implant bridge. Dent Today 2013;32(5):98–102.

[46] Galindo DF. The implant-supported milled-bar mandibular overdenture. J Prosthodont 2001;10:46–51.

[47] Chee WW. Treatment planning: Implant-supported partial overdentures. J Calif Dent Assoc 2005;33:313–316.

[48] Shetty PP, Gangaiah M, Chowdhary R. Hidden overdenture bar in fixed implant-retained hybrid prosthesis: Report of a novel technique. J Contemp Dent Pract 2016;17:780–782.

[49] Emami E, de Souza RF, Kabawat M, Feine JS. The impact of edentulism on oral and general health. Int J Dent 2013;2013:498–305.

[50] Gil-Montoya JA, de Mello AL, Barrios R, Gonzalez-Moles MA, Bravo M. Oral health in the elderly patient and its impact on general well-being: A nonsystematic review. Clin Interv Aging 2015;10:461–467.

[51] Dellavia C, Rosati R, Del Fabbro M, Pellegrini G. Functional jaw muscle assessment in patients with a full fixed prosthesis on a limited number of implants: A review of the literature. Eur J Oral Implantol 2014;7(suppl 2):S155–S169.

[52] Rosenbaum N. Full-arch implant-retained prosthetics in general dental practice. Dent Update 2012;39:108–116.

[53] Papaspyridakos P, Chen CJ, Chuang SK, Weber HP. Implant loading protocols for edentulous patients with fixed prostheses: A systematic review and meta-analysis. Int J Oral Maxillofac Implants 2014;29(suppl):256–270.

[54] Balshi TJ, Wolfinger GJ, Slauch RW, Balshi SF. A retrospective analysis of 800 Brånemark System implants following the All-on-Four protocol. J Prosthodont 2014;23:83–88.

[55] Malhotra AO, Padmanabhan TV, Mohamed K, Natarajan S, Elavia U. Load transfer in tilted implants with varying cantilever lengths in an All-on-Four situation. Aust Dent J 2012;57:440–445.

[56] Krennmair G, Seemann R, Weinländer M, Krennmair S, Piehslinger E. Clinical outcome and peri-implant findings of four-implant-supported distal cantilevered fixed mandibular prostheses: Five-year results. Int J Oral Maxillofac Implants 2013;28:831–840.

[57] Drago C. Frequency and type of prosthetic complications associated with interim, immediately loaded full-arch prostheses: A 2-year retrospective chart review. J Prosthodont 2016;25:433–439.

[58] Spinelli D, Ottria L, DE Vico G, Bollero R, Barlattani A, Bollero P. Full rehabilitation with Nobel Clinician and Procera Implant Bridge: Case report. Oral Implantol (Rome) 2013;6:25–36.

[59] Kwon T, Bain PA, Levin L. Systematic review of short- (5-10 years) and long-term (10 years or more) survival and success of full-arch fixed dental hybrid prostheses and supporting implants. J Dent 2014;42:1228–1241.

[60] Francetti L, Rodolfi A, Barbaro B, Taschieri S, Cavalli N, Corbella S. Implant success rates in full-arch rehabilitations supported by upright and tilted implants: A retrospective investigation with up to five years of follow-up. J Periodontal Implant Sci 2015;45:210–215.

[61] Krennmair S, Weinländer M, Malek M, Forstner T, Krennmair G, Stimmelmayr M. Mandibular full-arch fixed prostheses supported on 4 implants with either axial or tilted distal implants: A 3-year prospective study. Clin Implant Dent Relat Res 2016;18:1119–1133.

[62] Ayub KV, Ayub EA, Lins do Valle A, Bonfante G, Pegoraro T, Fernando L. Seven-year follow-up of full-arch prostheses supported by four implants: A prospective study. Int J Oral Maxillofac Implants 2017;32:1351–1358.

[63] Testori T, Galli F, Fumagalli L, et al. Assessment of long-term survival of immediately loaded tilted implants supporting a maxillary full-arch fixed prosthesis. Int J Oral Maxillofac Implants 2017;32:904–911.

[64] Lopes A, Maló P, de Araújo Nobre M, Sánchez-Fernández E, Gravito I. The NobelGuide All-on-4 treatment concept for rehabilitation of edentulous jaws: A retrospective report on the 7-years clinical and 5-years radiographic outcomes. Clin Implant Dent Relat Res 2017;19:233–244.

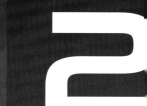

第2章 斜行种植体即刻修复的历史
History of Tilted Implants with an Immediate Prosthesis

虽然斜行种植体是无牙颌修复的一个相对较新的进展，但使用斜行种植体的好处是显而易见的：

* 种植体长度增加使骨整合面积增加
* 由于种植体能够在多个双皮质骨层中获得固位，使种植体有更大的初期稳定性
* 通过远端放置和改良的牙弓种植体分布来减少悬臂的受力（图2-1）
* 消除或尽量减少对传统骨移植的需要，可降低相关并发症

使用斜行种植体的方法有较长的发展历程。最早期的病例是一项随访10年的前瞻性研究，在下颌无牙颌即刻负重的Brånemark种植体上安装固定修复体[1]。在本研究中，3颗种植体植入不理想并临时负重，而其余的种植体埋入并骨整合。一旦没有负重的种植体完成骨整合，负重的种植体将分批取出。出乎意料的是，大多数负重的种植体也骨整合了。约10年后，在上颌和下颌无牙颌的研究中也报道了类似的结果，此研究使用了各种即刻负重并刚性连接的种植体，其中一些临时负重，而另一些完成整合后负重[2]。大约在同一时间，另一项为期10年的回顾性研究[3]发表了它对植入了4颗或6颗7mm和10mm长的种植体，并成功延期负重的牙

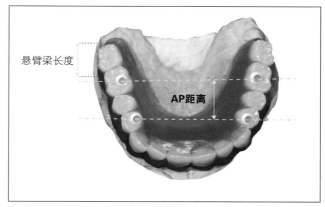

图2-1 悬臂梁长度不应超过前后（AP）距离的2倍或最大为20mm。

弓进行了比较[3]。在一项涉及短种植体和种植体骨整合的研究中，报告了类似的一系列意想不到的结果，这些种植体本应在临时修复后放弃；而此研究的光学显微镜分析显示，短种植体在即刻负重后愈合良好[4]。

最后，是21世纪初进行的一项涉及Marius桥（Cycad）的研究。这是一种无牙颌全牙列活动修复体，可以提供唇部支撑并改善语言能力。通过使用较长的斜行种植体，不需要上颌窦提升或骨移植即可实现在骨中有良好固定以支撑修复体[5]。这些病例积累成一项研究，该研究介绍了在上颌无牙颌中优先使用2颗斜行和2颗轴向的种植体，并即刻负重：即一种由4颗种植体组成的全牙列修复治疗[6]。

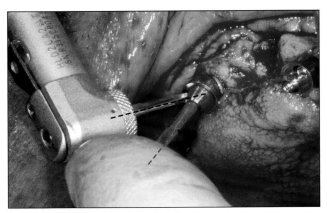

图2-2　斜行种植体上使用角度的多基基台可使修复体的修复螺丝对齐。

斜行种植体和FAIR

全牙列种植重建（FAIR）治疗方法发挥远中植入斜行种植体的手术和修复优势，成功地重建无牙颌和部分无牙颌。因为斜行种植体减少了悬臂长度，所以它们是通过FAIR治疗无牙颌的有效方法，使即刻固定义齿成为可能。但是，斜行种植体应该小心地植入到上颌窦前方，以避免窦膜撕裂或破损[7-9]。此外，文献证实斜行种植体不会增加骨吸收[10-11]。

关于斜行种植体植入的一些常规建议已成册[12]。例如，植入这些种植体的最佳骨质是D1和D2。D1骨通常位于下颌前部，D2骨通常位于上颌前部以及整个下颌。种植体植入的设计和准备应包括三维（3D）技术与指导，单个3D平面应控制种植体之间的角度，以使修复尽可能简单。此外，理想情况下，种植体的角度最好不超过30°，因为咬合力会随着角度增加而增大，无论是对于骨-种植体界面还是种植体-基台界面（图2-2）。最后，对于悬臂式局部义齿或单颗牙齿的修复体，种植体连接比斜行种植更可取。

指导成功结果的因素

成功的结果要求种植体在愈合过程中保持不动，因此有许多因素影响即刻负重的成功。这种结果的基本要素包括初始的初期稳定性、最佳的种植体稳固、牢固的修复体和患者的配合。

初期稳定性

初期稳定性是多种因素的产物，包括局部骨的质和量、种植体的几何形状和种植体的外形。锥形、自攻的种植体能够产生更好的骨接触，这是因为其锋利的螺纹使种植体（内、外）直径差距较大。初期稳定性还受种植体螺距（最好是宽而深的）、手术步骤和手术技巧的影响，种植体植入扭矩超过45Ncm时，其稳定性系数为70或更高。

种植体稳固

种植体稳固应包括扭矩值在45～70Ncm。此外，共振频率分析值应达到70或更高。医生应确保不要过度扭转（例如，扭矩大于70Ncm），因为它会扰乱骨和种植体之间发生的极其重要的生物过程，而这些过程是有效的骨整合所必需的[13]；例如，过大的扭矩会扩大受损骨细胞的面积，增加吸收，破坏骨重建和修复[14-16]。

修复体

用于即刻负重种植体的修复体具有牢固、跨弓稳定的特点。就位是被动的，同时悬臂和弯曲最小。医生通过重上𬌗架来控制咬合[17-19]。临时义齿一般由丙烯酸树脂材料组成，高密度和树脂为主是其特点。最终修复体通常是应用计算机辅助设计/计算机辅助制造（CAD/CAM）技术来完成的。

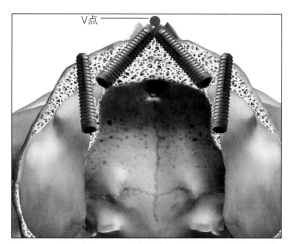

图2-3 腭面视图显示种植体固位点。后部种植体指向梨状孔外侧的骨区，前部种植体指向上颌骨前部的骨区。根据不同的情况，可能是在鼻底、梨状孔外侧或中线，它通常向上延伸到鼻嵴（V点）。

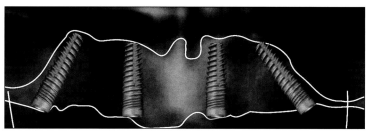

图2-4 后部种植体与上颌窦前壁平行，向远中倾斜约30°。2颗前部种植体可以直行（轴向植入）或根据需要稍微斜行。

患者的配合

合作的患者对于成功的结果至关重要。患者必须学会正确使用口腔清洁工具，并严格遵守术后维护说明。举个例子，手术后的前3周必须保持流质饮食，然后再进软食3周。必须避免紧咬牙和磨牙。患者应在术后24小时即用温盐水频繁漱口。此外，从术后第4天开始，患者应每日用氯己定漱口2次，为期10天[20-22]。

上颌无牙颌的斜行种植体和修复体

在上颌无牙颌，后部远中斜行种植体应以大约30°的角度放置，与上颌窦前壁平行。

医生可以将斜行种植体的尖端置于梨状孔外侧缘，这是一块相对致密且无吸收的骨区。2颗种植体垂直放置在前部上颌骨，然而它们也可以稍微斜行（图2-3和图2-4）。在大多数情况下，可以制作种植体支持式修复体，并可给选定的患者即刻负重。

翼状骨和颧骨种植体

3种基本类型的斜行种植体可以放置在严重缺损的上颌无牙颌上：翼状骨、颧骨和标准斜行种植体。在20世纪70年代末，首次描述了翼状骨种植体是恢复骨缺损颌弓功能的一种选择[23]。20世纪90年代初期和后期，以及21世纪头10年，又出现了新的发展[24-27]，这类种植体（翼状骨）用来改善种植体的分布模式、前后（AP）距离和生物力学，成功率接近91%[28]。然而，它们的使用已经减少，因为存在更可预期的技术，颧骨种植体就是另一个强有力的选择。

当牙槽嵴或腭部的骨不足以支持种植体时，经常使用颧骨种植体。20世纪90年代，首次构想和完善了颧骨种植体在严重骨吸收的上颌骨中的应用[29-32]。尽管很成功，但翼状骨和颧骨种植体也有一些缺点，包括手术的复杂性、植入部位的并发症、术后患者不适以及一些不可预期

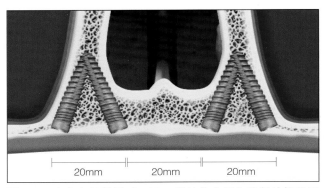

图2-5　当有充足的骨时，M-4种植体布局为修复体提供了良好的支撑，种植体之间的距离为20mm。

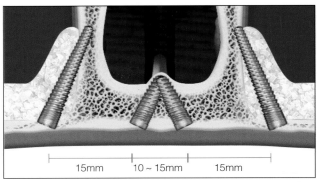

图2-6　V-4布局也使用了4颗带弥补斜行基台的种植体。以30°角植入，所以形成一个朝向中线的V形。

的结果[33-35]。

　　这使得许多临床医生倾向于采用标准尺寸的斜行种植体，平行于颏孔、下牙槽神经和上颌窦前壁，作为一种更可靠的、传统的全牙列修复方式[5,36-37]。斜行种植体可避开下牙槽神经前襻。此外，这类种植体的使用有助于缩短远中悬臂梁。与翼状骨种植体一样，标准斜行种植体也可用于改善种植体的分布、AP距离以及生物力学。重要的是，这些种植体可以帮助降低生物学并发症和机械故障的风险。

斜行种植体的位置和角度

M-4布局

　　除了目前大多数医生使用的种植布局外，至少还有2种模式可以改善种植体的初期稳固：M-4布局和V-4布局[38-39]。M-4布局（图2-5）最适用于上颌骨骨量充足的患者。种植体之间的距离为20mm，因此修复体支撑非常好，很少需要远中悬臂。所有4颗种植体均需安装弥补斜行的基台。在

M-4布局中，临床医生以30°角将种植体放置成M形，以避开鼻腔和气化的窦腔；这种布局很容易在曲面断层片上显示出来。中度吸收的上颌骨需要用种植体的植入位置来最大限度地增加AP距离，但由于AP距离不够充足，如果种植体初期稳定性不佳，可能需要延期负重。

V-4布局

　　V-4布局（图2-6）也使用了4颗带弥补斜行基台的种植体。医生将种植体放置成30°角（同样，为了避开鼻窦和鼻腔），形成一个朝向中线的V形。建议对上颌骨出现严重骨吸收的患者采用这种布局。由于鼻腔外侧壁较薄，导致骨块缺失，无法实现后部种植体的最佳固定。在这种情况下，医生可以利用鼻嵴来稳妥地固定前部种植体，这样就能够从腭侧观察到种植体的固位。后部种植体必须放置在梨状孔外侧有大量骨的位置；与之不同，前部种植体位于中线有最大骨量的地方，通常向上延伸至鼻嵴V点（图2-4）。在这种情况下，首选种植体延期负重，可能需要鼻腔骨移植。

结论

　　种植体植入上下无牙颌后可成功即刻负重，以支持固定式全牙列修复体，这一发现在为成千上万无牙颌或几乎无牙颌患者恢复外观和功能的进程中引发了重大变革。FAIR方法使不断增多的老年和体弱的牙科患者，避免了高并发症的复杂手术，却依然可以重获牙齿功能和美观。

参考文献

[1] Krekmanov L, Kahn M, Rangert B, Lindström H. Tilting of posterior mandibular and maxillary implants for improved prosthesis support. Int J Oral Maxillofac Implants 2000;15:405–414.

[2] Lee SP, Paik KS, Kim MK. Anatomical study of the pyramidal process of the palatine bone in relation to implant placement in the posterior maxilla. J Oral Rehabil 2001;28:125–132.

[3] Aparicio C, Perales P, Rangert B. Tilted implants as an alternative to maxillary sinus grafting: A clinical, radiologic, and Periotest study. Clin Implant Dent Relat Res 2001;3:39–49.

[4] Raviv E, Turcotte A, Harel-Raviv M. Short dental implants in reduced alveolar bone height. Quintessence Int 2010;41:575–579.

[5] Balleri P, Ferrari M, Veltri M. One-year outcome of implants strategically placed in the retrocanine bone triangle. Clin Implant Dent Relat Res 2010;12:324–330.

[6] Agliardi E, Clericò M, Ciancio P, Massironi D. Immediate loading of full-arch fixed prostheses supported by axial and tilted implants for the treatment of edentulous atrophic mandibles. Quintessence Int 2010;41:285–293.

[7] Bedrossian E. Rescue implant concept: The expanded use of the zygoma implant in the graftless solutions. Dent Clin North Am 2011;55:745–777.

[8] Fortin T, Camby E, Alik M, Isidori M, Bouchet H. Panoramic images versus three-dimensional planning software for oral implant planning in atrophied posterior maxillary: A clinical radiological study. Clin Implant Dent Relat Res 2013;15:198–204.

[9] Peñarrocha Diago M, Maestre Ferrín L, Peñarrocha Oltra D, Canullo L, Calvo Guirado JL, Peñarrocha Diago M. Tilted implants for the restoration of posterior mandibles with horizontal atrophy: An alternative treatment. J Oral Maxillofac Surg 2013;71:856–864.

[10] Malo P, de Araujo Nobre M, Lopes A, Moss SM, Molina GJ. A longitudinal study of the survival of All-on-4 implants in the mandible with up to 10 years of follow-up. J Am Dent Assoc 2011;142:310–320.

[11] Malo P, de Araujo Nobre M, Lopes A, Francischone C, Rigolizzo M. "All-on-4" immediate-function concept: A clinical report on the medium (3 years) and long-term (5 years) outcomes. Clin Implant Dent Relat Res 2012;14:e139–e150.

[12] Lopes A, Malo P, de Araujo Nobre M, Sanchez-Fernandez E. The NobelGuide All-on-4 treatment concept for rehabilitation of edentulous jaws: A prospective report on medium- and long-term outcomes. Clin Implant Dent Relat Res 2015;17:e406–e416.

[13] Malo P, de Araujo Nobre MA, Lopes AV, Rodrigues R. Immediate loading short implants inserted on low bone quantity for the rehabilitation of the edentulous maxilla using an All-on-4 design. J Oral Rehabil 2015;42:615–623.

[14] Malo P, Araujo Nobre MD, Lopes A, Rodrigues R. Double full-arch versus single full-arch, four implant-supported rehabilitations: A retrospective, 5-year cohort study. J Prosthodont 2015;24:263–270.

[15] Malo P, de Araujo Nobre M, Lopes A, Ferro A, Gravito I. All-on-4 treatment concept for the rehabilitation of the completely edentulous mandible: A 7-year clinical and 5-year radiographic retrospective case series with risk assessment for implant failure and marginal bone level. Clin Implant Dent Relat Res 2015;17:e531–e541.

[16] Ali SA, Karthigeyan S, Deivanai M, Kumar A. Implant rehabilitation for atrophic maxilla: A review. J Indian Prosthodont Soc 2014;14:196–207.

[17] Rangert B, Jemt T, Jörneus L. Forces and moments on Branemark implants. Int J Oral Maxillofac Implants 1989;4:241–247.

[18] Zurdo J, Romão C, Wennström JL. Survival and complication rates of implant-supported fixed partial dentures with cantilevers: A systematic review. Clin Oral Implants Res 2009;20(suppl 4):59–66.

[19] Salvi GE, Brägger U. Mechanical and technical risks in implant therapy. Int J Oral Maxillofac Implants 2009;24(suppl):69–85.

[20] Block MS, Haggerty CJ, Fisher GR. Nongrafting implant options for restoration of the edentulous maxilla. J Oral Maxillofac Surg 2009;67:872–881.

[21] Ata-Ali J, Peñarrocha-Oltra D, Candel-Marti E, Peñarrocha-Diago M. Oral rehabilitation with tilted dental implants: A metaanalysis. Med Oral Patol Oral Cir Bucal 2012;17:e582–e587.

[22] Agliardi EL, Romeo D, Panigatti S, de Araújo Nobre M, Maló P. Immediate full-arch rehabilitation of the severely atrophic maxilla supported by zygomatic implants: A prospective clinical study with minimum follow-up of 6 years. Int J Oral Maxillofac Surg 2017;46:1592–1599.

[23] Schnitman PA, Wohrle PS, Rubenstein JE. Immediate fixed interim prostheses supported by two-stage threaded implants: Methodology and results. J Oral Implantol 1990;16:96–105.

[24] Tarnow DP, Emtiaz S, Classi A. Immediate loading of threaded implants at stage 1 surgery in edentulous arches: Ten consecutive case reports with 1- to 5-year data. Int J Oral Maxillofac Implants 1997;12:319–324.

[25] Brånemark PI, Svensson B, van Steenberghe D. Ten-year survival rates of fixed prostheses on four or six implants ad modum Brånemark in full edentulism. Clin Oral Implants Res 1995;6:227–231.

[26] Sendax VI. Mini-implants as adjuncts for transitional prostheses. Dent Implantol Update 1996;7:12–15.

[27] Fortin Y, Sullivan RM, Rangert BR. The Marius implant bridge: surgical and prosthetic rehabilitation for the completely edentulous upper jaw with moderate to severe resorption: A 5-year retrospective clinical study. Clin Implant Dent Relat Res 2002;4:69–77.

[28] Maló P, Rangert B, Nobre M. All-on-4 immediate-function concept with Brånemark System implants for completely edentulous maxillae: A 1-year retrospective clinical study. Clin Implant Dent Relat Res 2005;7(suppl 1):S88–S94.

[29] Testori T, Mandelli F, Mantovani M, Taschieri S, Weinstein RL, Del Fabbro M. Tilted trans-sinus implants for the treatment of maxillary atrophy: Case series of 35 consecutive patients. J Oral Maxillofac Surg 2013;71:1187–1194.

[30]Agliardi EL, Romeo D, Wenger A, Gastaldi G, Gherlone E. Immediate rehabilitation of the posterior maxilla with extensive sinus pneumatization with one axial and one trans-sinus tilted implant: A 3-year clinical report and a classification. J Prosthet Dent 2015;113:163–168.

[31] Tallarico M, Better H, De Riu G, Meloni SM. A novel implant system dedicate to hydraulic Schneiderian membrane elevation and simultaneously bone graft augmentation: An up-to 45 months retrospective clinical study. J Craniomaxillofac Surg 2016;44:1089–1094.

[32]Queridinha BM, Almeida RF, Felino A, de Araújo Nobre M, Maló P. Partial rehabilitation with distally tilted and straight implants in the posterior maxilla with immediate loading protocol: A retrospective cohort study with 5-year follow-up. Int J Oral Maxillofac Implants 2016;31:891–899.

[33]Casar-Espinosa JC, Castillo-Oyagüe R, Serrera-Figallo MÁ, et al. Combination of straight and tilted implants for supporting screw-retained dental prostheses in atrophic posterior maxillae: A 2-year prospective study. J Dent 2017;63:85–93.

[34]Asawa N, Bulbule N, Kakade D, Shah R. Angulated implants: An alternative to bone augmentation and sinus lift procedure: Systematic review. J Clin Diagn Res 2015;9:ZE10–ZE13.

[35]Insua A, Monje A, Wang HL, Miron RJ. Basis of bone metabolism around dental implants during osseointegration and peri-implant bone loss. J Biomed Mater Res A 2017;105:2075–2089.

[36]Bidgoli M, Soheilifar S, Faradmal J, Soheilifar S. High insertion torque and peri-implant bone loss: Is there a relationship? J Long Term Eff Med Implants 2015;25:209–213.

[37]Glibert M, De Bruyn H, Östman PO. Six-year radiographic, clinical, and soft tissue outcomes of immediately loaded, straight-walled, platform-switched, titanium-alloy implants with nanosurface topography. Int J Oral Maxillofac Implants 2016;31:167–171.

[38]Berardini M, Trisi P, Sinjari B, Rutjes AW, Caputi S. The effects of high insertion torque versus low insertion torque on marginal bone resorption and implant failure rates: A systematic review with meta-analyses. Implant Dent 2016;25:532–540.

[39]Bressan E, Grusovin MG, D'Avenia F, et al. The influence of repeated abutment changes on peri-implant tissue stability: 3-year post-loading results from a multicentre randomised controlled trial. Eur J Oral Implantol 2017;10:373–390.

第3章　确定和评估候选患者
Identifying and Evaluating Candidates

对于无牙颌或几乎无牙颌患者，有许多社会心理方面的考虑[1]。戴全口义齿或局部义齿的患者常因美观缺陷而感到尴尬，并可能忍受功能不适和由于义齿固位不良引起的说话与咀嚼困难。虽然使用义齿粘接剂可以克服这些美观和功能问题，但许多患者认为戴假牙是个人和社会的负担[2-6]。全牙列种植重建（FAIR）修复体可为这些患者提供他们所寻求的功能和美观的替代选择，包括改善生活质量、增加个人幸福感和自尊。

患者的年龄范围一般在50～80岁，有8颗功能正常的牙齿，可能患有中度至重度牙周病。这些患者希望至少恢复70%天然牙的美观和功能[7-10]（表3-1）。然而，许多候选患者都认为他们能得到100%的天然牙功能，所以从一开始就尽可能沟通明确是非常重要的。患者对美学品质和功能的关注常常扩展到FAIR材料质量的相关问题（例如，种植系统的品牌，用于最终修复体的材料等）。医生应该满足这种好奇心，以节省将来的时间和费用，特别是如果患者基于不完整信息做出了不当假设。

许多老年患者，甚至很多中年的FAIR候选者，对时间安排心存顾虑，比如，在拔牙和最终修复之间，是否要戴长达1年的活动义齿。但在FAIR病例中，采用了螺丝固位的过渡修复体，即使在种植体

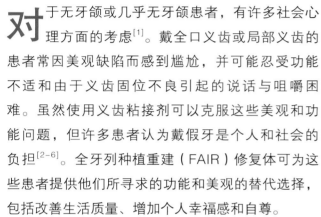

表3-1	美观和功能的对比
天然牙	100%
种植局部固定义齿	90%
FAIR技术	70%
覆盖义齿	55%
上颌全口活动义齿	30%
下颌全口活动义齿	10%
没有牙齿，没有义齿	0

骨整合期间，也可戴用固定义齿，这减少或消除了在治疗阶段对活动义齿的需要[11-12]。

评估FAIR患者

医生应在选择合适的治疗方案之前对患者进行全面评估[4-7]（图3-1）。评估应包括患者的病史，以及可能会影响手术治疗结果的全身情况。患者的牙科病史必须包括因牙周病或其他情况（如牙关紧咬或磨牙）而导致的牙齿丧失。初始记录中应包括全口曲面断层片，以帮助确定是否需要进行全口根尖周放射线片、计算机断层扫描（CT）或锥形束CT（CBCT）分析。

<table>
<tr><td>

病史、主诉和患者期望

注意可能影响患者治疗结果或其是否适合手术的情况。患者的期望也应该讨论和记录。

</td><td>

牙科病史

了解患者的期望和牙齿丧失（如牙周病）的病史，以及包括紧咬牙和磨牙在内的习惯。

</td></tr>
<tr><td>

口腔内外检查

有余留牙齿的患者，口腔检查通常基于牙周的检查发现，以及余留牙齿和软组织的疾病情况。

</td><td>

影像学分析

在全口曲面断层片的帮助下可以进行初步的影像学评估。然后医生可以决定是否需要其他方法，如全口根尖周放射线片、锥形束计算机断层扫描（CBCT）或医学CT扫描。

</td></tr>
</table>

图3-1　为了选择正确的治疗方法并建立可预期的治疗结果，需要进行全面的评估。

病史、主诉和期望

　　患者对几个关于治疗计划的关键问题的回答可以为临床团队获得成功治疗结果提供至关重要的信息[13]（表3-2）。具体来说，患者需要描述与他们使用全口或部分义齿相关的任何形式的不适或疼痛。他们还会被问及戴义齿睡觉的体验，是否感觉到口腔有灼烧感，或者义齿是否会在口腔内产生疼痛点。在美学方面，患者应说明他们所注意到的面部外观的任何变化，并表明他们在微笑时是否对自己的外观感到满意和自信。应该鼓励他们表述对戴义齿导致衰老迹象的担忧。

　　功能方面问题应涉及饮食和说话时有没有疼痛或义齿松动[13-14]。应询问患者对使用义齿粘接剂的感受，以及过去使用的历史和频率。患者是否能轻松食用干性食物，如燕麦卷。他们有没有注意到嘴或唇部发干？患者的嘴唇会粘在一起吗[15]？患者应说明咀嚼困难是否限制了他们进食的种类，是否需要准备特殊的食物，以及他们是否觉得自己可以在不受义齿干扰的情况下吃自己喜欢的食物[16]。

牙科病史

　　临床医生应询问患者关于义齿使用的病史，包括牙齿脱落的原因（如牙周病、功能丧失、龋齿）、他们戴义齿多久了、最后一次重衬或调整现在义齿的时间、在戴全口义齿之前是否使用过局部活动义齿[17]。

　　FAIR患者目前的美观（如笑线）和功能（如垂直咬合距离）是治疗的重要决定因素[18]。对不合适的义齿、有限的咬合距离、不正确的咬合及修复空间不足，术前可能需要进行必要的矫正。FAIR方案的理想候选患者是每个牙弓有8颗或更少的牙齿，

表3-2	治疗计划相关问题

舒适

- 请描述与全口或局部义齿相关的任何不适或疼痛。
- 您戴着义齿睡觉的体验是什么？
- 您注意到嘴里有灼烧感吗？请说明。
- 您现在戴义齿痛吗？请说明。

美学

- 您注意到自己的面部变化了吗？请说明。
- 您对自己牙齿的外观满意吗？请说明。
- 您对自己的微笑自信吗？请说明。
- 您是否关注衰老的迹象（面部）？请说明。
- 您的嘴角有溃疡吗？请说明。

功能：咀嚼和说话

- 您能在没有疼痛或义齿松动的情况下舒适地进食和说话吗？请说明。
- 您使用义齿粘接剂吗？偶尔或经常吗？您对粘接剂的态度如何？请说明。
- 您能很容易地吃干性食物（如格兰诺拉燕麦卷）吗？请说明。
- 您有没有注意到您的嘴（包括嘴唇）很干燥？请说明。
- 您有过嘴唇粘在一起的感觉吗？请说明。
- 由于咀嚼困难，您有哪些不能吃的食物？您对食物准备有什么特殊要求吗？
- 您能吃自己想吃的东西吗？请说明。

牙科病史

- 您最后一次修理义齿是什么时候？
- 您戴义齿多久了？您戴这副义齿多久了？
- 在戴全口义齿之前，您是否戴过可摘局部义齿？请说明。
- 牙齿脱落的原因是什么？

中度至重度牙周病，关心费用（如不想要牙冠、局部义齿或骨移植），并希望当天戴固定临时修复体（图3-2和图3-3）。

检查

医生应进行口内和口外检查，对余留牙齿的情况、龋齿、咬合（咬合不协调）以及牙齿的移位都应进行仔细评估和记录[19]。有余留牙齿的患者应根据牙周状态以及牙齿和软组织的疾病状况进行检查。局部或完全无牙患者应评估一般和特殊的软组织状况[20]。摄影评估应包括以下视角：

- 全面部、嘴唇放松、戴或不戴义齿
- 戴或不戴义齿的全面部微笑
- 牵开嘴唇，上下牙分开，戴或不戴义齿
- 牵开嘴唇，上下牙咬紧：前、右、左
- 全侧面
- 侧面微笑
- 不戴义齿的口内牙槽嵴
- 咬合面，不戴义齿

评估病例的美学和语音因素应包括鼻唇角、面中线、咬合平面、嘴唇（支撑、大小和动态）、静息时及说话时牙齿的显露、笑线和过渡区[21]。对于无牙颌和部分无牙颌患者，可以使用基板和殆堤来捕捉咬合的垂直距离（即上、下颌骨在最大尖牙交错位时）。

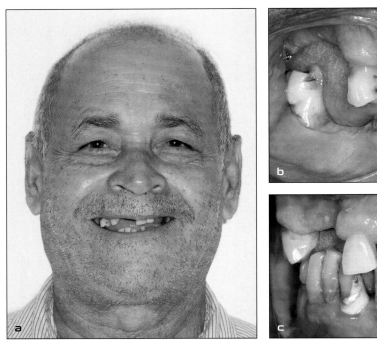
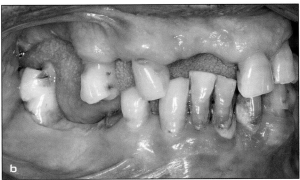
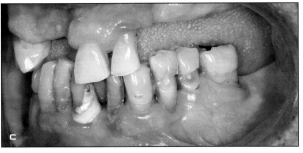

图3-2　（a~c）上颌0 ~ 8颗牙齿，中度至重度牙周骨丧失的局部缺牙患者是上颌FAIR方案的理想候选患者。

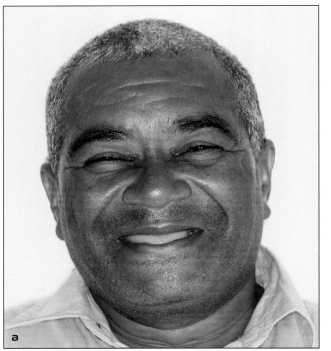
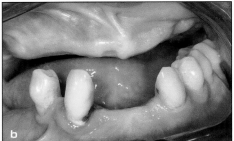
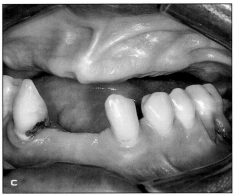

图3-3　（a~c）该患者上颌完全无牙，也是FAIR治疗的理想候选患者。

图3-4 CT扫描的三维立体光固化（STL）模型对手术的设计非常有帮助。

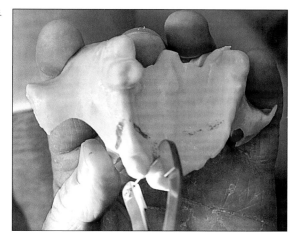

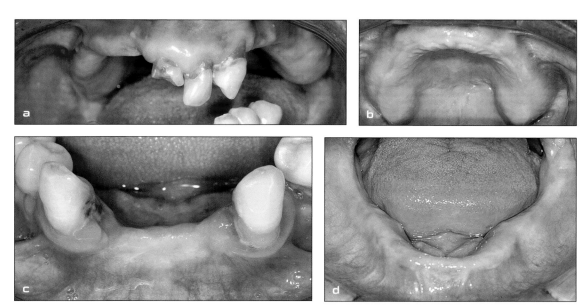

图3-5 理想的FAIR方案候选患者的四大类。（a）上颌部分无牙。（b）上颌完全无牙。（c）下颌部分无牙。（d）下颌完全无牙。

影像学分析

应评估患者的剩余骨量，以最大限度地提高即刻修复的可能性[22]。硬组织和软组织的存量决定了最终修复体的类型。CT扫描用于规划治疗和设计病例，包括可能会使用的三维立体光固化成型（STL）模型（图3-4）。

治疗计划

病例分类

FAIR病例可分为四大类（图3-5）：上颌完全无牙，上颌部分无牙，下颌完全无牙，下颌部分无牙。每一种情况都需要不同的围手术流程。例如，上颌病例需要避开窦和贴合窦壁，而下颌病例需要避开颏孔。在局部缺牙的情况下，根据相邻的牙齿

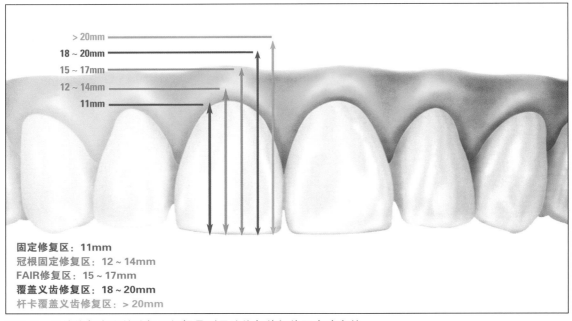

固定修复区：**11mm**
冠根固定修复区：**12~14mm**
FAIR修复区：**15~17mm**
覆盖义齿修复区：**18~20mm**
杆卡覆盖义齿修复区：**> 20mm**

图3-6　最佳修复方案的选择是根据骨到最终修复体切缘距离确定的。

测量；完全无牙的情况下，根据患者的义齿测量。完全无牙的病例可能需要或不需要去骨或抽血来使用富血小板血浆疗法，但部分无牙病例会涉及骨移植和使用不同的牙槽窝清创钻。

测量

到骨的距离

在部分缺牙的上颌病例中，右中切牙可能缺失，而左中切牙在，因此需要拍摄根尖周放射线片来测量从左中切牙的切缘到骨的距离。然而，完全无牙的上颌必须戴义齿，在CT扫描或全口曲面断层片上测量从义齿的牙切缘到骨的距离。推荐的治疗方案将根据测量结果而有所不同（图3-6）。

如果测量值是11mm，正常的牙冠可以放在正确的切牙位置，但如果是15mm，冠很可能包括粉红色或根色瓷。根据美学，局部义齿比种植体可能是更好的选择。如果医生根据根尖周放射线片、

全口曲面断层片（考虑放大倍数）或CT扫描的检查，确定从切牙边缘到骨的距离为15~17mm，那么由于缺乏牙龈组织，就需要使用混合型修复体。这是FAIR方法最合适的候选患者。如果测量是18~20mm，患者需要覆盖义齿。从义齿的切牙边缘到骨的距离 > 20mm时，可能需要杆卡式覆盖义齿。

医生需要根据测量的变化决定5种修复方案中哪一种最适合患者。骨质不足可能会阻碍FAIR的解决方案，而需要覆盖义齿或颧骨种植。充足的骨也可能阻碍FAIR的方法，并需要传统的固定修复体解决方案。有时，增加垂直骨高度的骨移植可以"帮助"患者从复杂修复到简单修复。对于最常见的局部缺牙病例，医生希望从无过度萌出的切牙切缘到骨的高度是15mm。如果测量值为13~14mm，则需要去骨以达到15mm。15mm的高度不仅提供最终修复体所需的强度，还隐藏了从树脂到牙龈的过

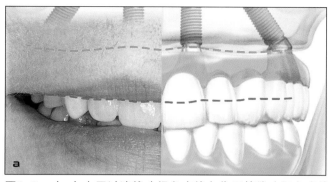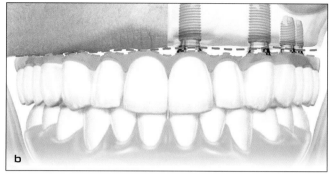

图3-7 （a）由于过渡线（绿色虚线）位于笑线（红色虚线）的根方，所以病例是成功的。（b）如果过渡线在笑线的冠方，则是美学的失败。

渡线。

微笑和唇线

对于高笑线的患者，距离17～18mm可更好地隐藏修复体与牙龈的过渡线。相反，低笑线的患者可能只需要15mm。然而，比这更短的距离会导致修复体的强度受损。根据种植体的长度和植入的部位，15～17mm的方案获得了美学和工艺上的最佳状态。

评价笑线和修复体的过渡线有助于确立基本的美学考虑。为了达到美学效果，过渡线必须位于笑线的根方（图3-7a）。如果过渡线在笑线的冠方，结果是不美观的（图3-7b）。

骨量及骨密度

通过CT扫描和放射线片来评估骨量，以帮助确定种植和修复方案。骨吸收分为轻度、中度或重度[23-24]（图3-8和图3-9）。此外，必须有准确的记录来评估口腔黏膜的状况、牙槽嵴、面部与颊部及唇部支撑，包括轮廓。医生应该取双颌印模和咬合记录，包括上颌的腭部、前庭，以及下颌的后磨牙垫。

模型评估

根据余留的牙齿，可以测量切端/骨来确定去骨。使用上颌骨的腭部和下颌骨的后磨牙垫作参照得到正确的就位测量。另一种方法是拔除余留牙齿后，利用技工室提供的即刻义齿和咬合记录材料来记录咬合。这种类型的即刻咬合导板可以用来验证用传统方法得到的测量结果。中线偏离至4mm不影响美学，如果偏差更大，咬合导板可以帮助医生避免并发症。该导板还可以用来确定适当的垂直距离。

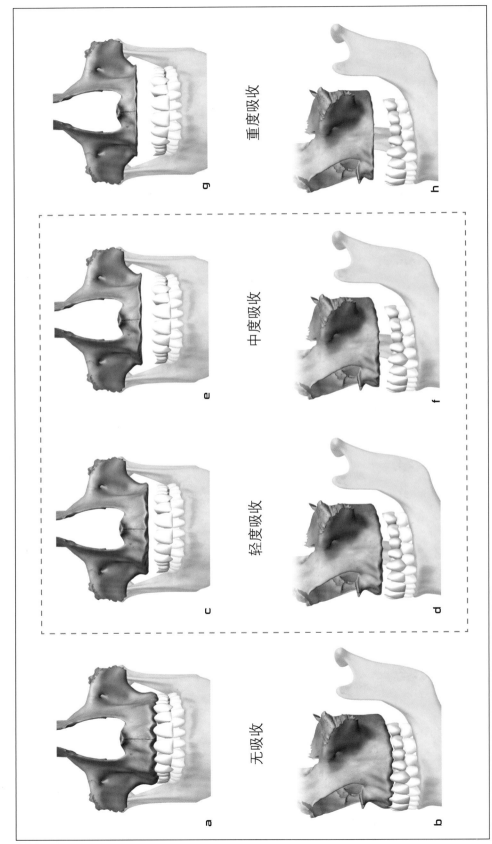

图3-8 上颌骨骨吸收严重程度。（a和b）无吸收。（c和d）轻度吸收。（e和f）中度吸收。（g和h）重度吸收。红色虚线框表示FAIR方案的最佳吸收程度。

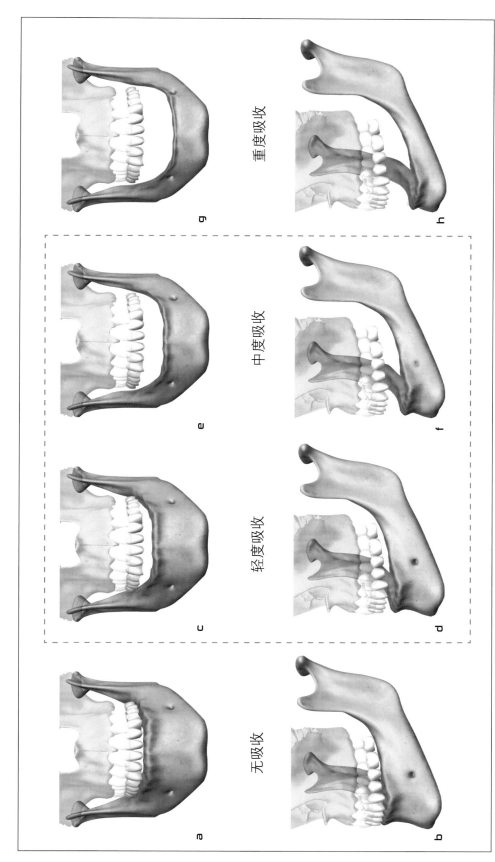

图3-9 下颌骨骨吸收严重程度。（a和b）无吸收。（c和d）轻度吸收。（e和f）中度吸收。（g和h）重度吸收。红色虚线框表示FAIR方案的最佳吸收程度。

参考文献

[1] Allen PF, McMillan AS. A review of the functional and psychosocial outcomes of edentulousness treated with complete replacement dentures. J Can Dent Assoc 2003;69:662.

[2] Leles CR, Ferreira NP, Vieira AH, Campos AC, Silva ET. Factors influencing edentulous patients' preferences for prosthodontic treatment. J Oral Rehabil 2011;38:333–339.

[3] Heath MR. The effect of maximum biting force and bone loss upon masticatory function and dietary selection of the elderly. Int Dent J 1982;32:345–356.

[4] Wolff A, Gadre A, Begleiter A, Moskona D, Cardash H. Correlation between patient satisfaction with complete dentures and denture quality, oral condition, and flow rate of submandibular/sublingual salivary glands. Int J Prosthodont 2003;16:45–48.

[5] Chierici G, Lawson L. Clinical speech considerations in prosthodontics: Perspectives of the prosthodontist and speech pathologist. J Prosthet Dent 1973;29:29–39.

[6] Reissmann DR, Dard M, Lamprecht R, Struppek J, Heydecke G. Oral health-related quality of life in subjects with implant-supported prostheses: A systematic review. J Dent 2017;65:22–40.

[7] Dellavia C, Rosati R, Del Fabbro M, Pellegrini G. Functional jaw muscle assessment in patients with a full fixed prosthesis on a limited number of implants: A review of the literature. Eur J Oral Implantol 2014;7(suppl 2):S155–S169.

[8] Rosenbaum N. Full-arch implant-retained prosthetics in general dental practice. Dent Update 2012;39:108–116.

[9] Papaspyridakos P, Chen CJ, Chuang SK, Weber HP. Implant loading protocols for edentulous patients with fixed prostheses: A systematic review and meta-analysis. Int J Oral Maxillofac Implants 2014;29(suppl):256–270.

[10] Balshi TJ, Wolfinger GJ, Slauch RW, Balshi SF. A retrospective analysis of 800 Brånemark System implants following the All-on-Four protocol. J Prosthodont 2014;23:83–88.

[11] Misch CM. Immediate loading of definitive implants in the edentulous mandible using a fixed provisional prosthesis: The denture conversion technique. J Oral Maxillofac Surg 2004;62(9 suppl 2):106–115.

[12] Cibirka RM, Linebaugh ML. The fixed/detachable implant provisional prosthesis. J Prosthodont 1997;6:149–152.

[13] Sclar AG, Cardenas JD, Von Haussen U. Diagnostically driven planning and execution of an All-on-4 treatment concept. Compend Contin Educ Dent 2015;36:332–338.

[14] Bedrossian E, Sullivan RM, Fortin Y, Malo P, Indresano T. Fixed-prosthetic implant restoration of the edentulous maxilla: A systematic pretreatment evaluation method. J Oral Maxillofac Surg 2008;66:112–122.

[15] Uhlendorf Y, Sartori IA, Melo AC, Uhlendorf J. Changes in lip profile of edentulous patients after placement of maxillary implant-supported fixed prosthesis: Is a wax try-in a reliable diagnostic tool? Int J Oral Maxillofac Implants 2017;32:593–597.

[16] Allen F, McMillan A. Food selection and perceptions of chewing ability following provision of implant and conventional prostheses in complete denture wearers. Clin Oral Implants Res 2002;13:320–326.

[17] Koper A. The initial interview with complete denture patients: Its structure and strategy. J Prosthet Dent 1970;23:590–597.

[18] Sheridan RA, Decker AM, Plonka AB, Wang HL. The role of occlusion in implant therapy: A comprehensive updated review. Implant Dent 2016;25:829–838.

[19] Palla S. Occlusal considerations in complete dentures. In McNeil C (ed). Science and Practice of Occlusion. Chicago: Quintessence, 1997:457–467.

[20] McGarry TJ, Nimmo A, Skiba JF, Ahlstom RH, Smith CR, Koumjian JH. Classification system for complete edentulism. The American College of Prosthodontics. J Prosthodont 1999;8:27–39.

[21] Rosenlicht JL, Ward JA, Krauser JT. Immediate loading of dental implants In: Babbush CA, Hahn JA, Krauser JT, Rosenlicht JL (eds). Dental Implants: The Art and Science, ed 2. St Louis: Saunders, 2010:340–354.

[22] Maló P, de Araújo Nobre MA, Lopes AV, Rodrigues R. Immediate loading short implants inserted on low bone quantity for the rehabilitation of the edentulous maxilla using an All-on-4 design. J Oral Rehabil 2015;42:615–623.

[23] Chugh T, Jain AK, Jaiswal RK, Mehrotra P, Mehrotra R. Bone density and its importance in orthodontics. J Oral Biol Craniofac Res 2013;3:92–97.

[24] Parel SM, Phillips WR. A risk assessment treatment planning protocol for the four implant immediately loaded maxilla: Preliminary findings. J Prosthet Dent 2011;106:359–366.

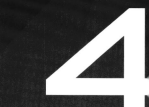

第4章　FAIR技术与改进
The FAIR Technique and Its Modifications

全牙列种植重建（FAIR）为无牙颌患者提供了一种全牙列固定修复的机会，尽管他们的骨量不足、骨质很差。应用FAIR可以避免复杂的手术，降低失败率，以及减少骨再生的费用。除此之外，很多患者受益于FAIR的原因是它可以恢复美观和功能，不仅有很高的成功率而且时间较短。这些患者包括之前因无法用骨移植重建上颌的老年患者。因此在很多方面，FAIR代表了数十年来种植体驱动的全牙列重建实践的最高峰。这种方法为数以千计无牙颌或几乎无牙颌的患者恢复接近自然的牙齿形态和功能[1-19]。更重要的是FAIR和类似的治疗方案并不比那些使用传统种植体的方法更复杂，而且时间更短、成本更低，同时对越来越多以前无法治疗的患者来说并发症更低[20-22]（表4-1）。

无牙颌手术指南

FAIR标准手术方案是要求在传统轴向位以零角度或最低角度植入2~3颗种植体，同时在远中倾斜大约30°植入2颗种植体，目的是避开重要解剖结构，如上颌窦底及下颌骨中的神经（图4-1）。在上颌无牙颌，斜行种植体几乎平行于上颌窦前壁，因此，种植手术医生必须熟练掌握梨状孔的侧面边缘、鼻底、切牙神经和切牙孔、上颌窦前壁、

表4-1	FAIR的基本概念

- 使用后面倾斜种植体的目的是克服骨的缺损和避开重要解剖结构
- 4~6颗种植体去支撑全牙列固定修复体
- 在可能的情况下即刻负重
- 在1天内完成牙齿拔除、种植体植入以及可能情况下的即刻固定修复

牙槽嵴的宽度、中线[23-27]。对于FAIR方案，上颌无牙颌前牙区骨嵴顶至少有4mm宽和10mm高（图4-2a）。

相反，下颌种植修复与神经前袢有关[28-31]。医生不仅要高度重视识别神经孔，而且要有神经前袢走行的概念。对于大多数下颌无牙颌患者，下颌骨的结合部（如下颌两侧尖牙之间的骨组织）可用于种植体植入。解剖学上来看，两颏孔之间骨嵴必须至少4mm宽和8mm高来容纳斜行种植体（图4-2b）。

重点是FAIR的目标是全牙列即刻临时修复，临床医生必须仔细考虑每个病例（图4-3）。例如，

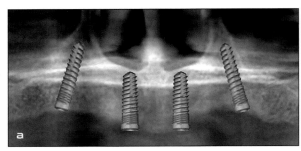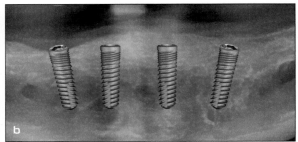

图4-1 FAIR包括2颗传统轴向的种植体和2颗远中斜行30°植入的种植体，目的是避开重要解剖结构，像上颌窦底（a）和颏神经（b）。

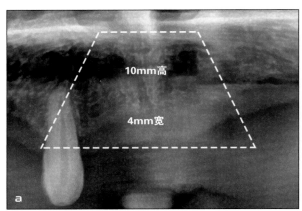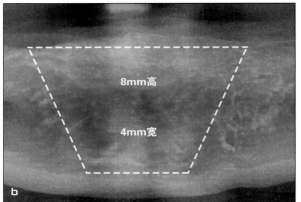

图4-2 （a）上颌尖牙到尖牙区骨嵴顶至少4mm宽和10mm高。（b）在下颌颏孔之间区域骨嵴顶至少4mm宽和8mm来容纳倾斜种植体。

如果没有达到即刻功能所需上紧种植体的扭力，就需要负重替代方案。方案可以是需要传统的临时和最终修复的延期负重来确保种植体的存留与治疗的成功率[32-36]。

种植体在上颌骨中的位置

在上颌骨，先放置后面的种植体，再放置前面的种植体。在双侧上颌第一磨牙颊侧做松弛切口并沿着牙槽嵴翻起黏骨膜瓣。临床医生可以使用球钻在上颌窦前壁开一个窗口来精确定位前壁的位置，当前的方案建议需要这个标志代替鼻底的提升去确定梨状缘侧面的位置。临床医生可以将后部种植体，沿着窦前壁大约倾斜30°来转变种植体的位置。这种改变使在尖牙或者第一前磨牙垂直植入的种植体转变成在第二前磨牙或者第一磨牙倾斜植入。这种斜行可用通过在种植体上放置30°转角基台来纠正。

相反，上颌修复的前部种植体通常放置在侧切牙或者中切牙的位置。临床医生，通过放置定位针和一个根据即刻义齿复制的透明义齿导板来进行对齐并确定前部种植体的位置。后面斜行种植体的尖端会延伸到尖牙区，因此，前牙区种植体的位置必

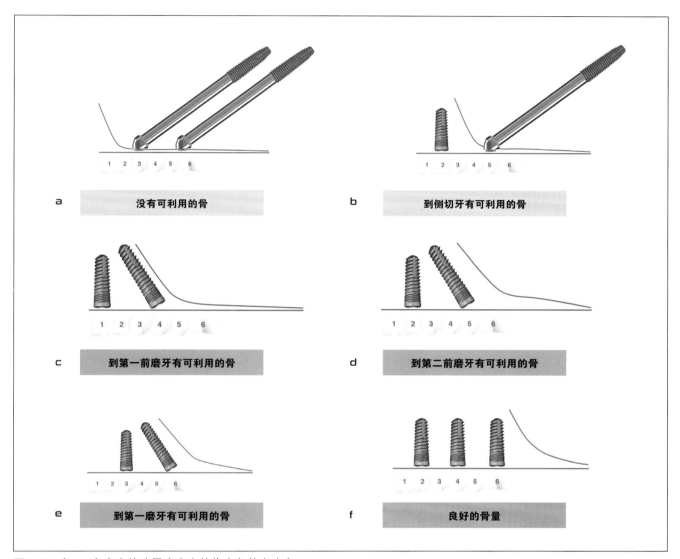

图4-3 （a～f）方案的选择由患者的临床条件来决定。

须仔细选择以避免冲突。

种植体在下颌骨中的位置

在下颌骨，首先植入前部种植体，然后再植入后部种植体。从下颌一侧第一磨牙到另一侧第一磨牙做牙槽嵴顶的切口翻起黏骨膜瓣，在中线做大约7mm的垂直松弛切口，可以正确地翻瓣并识别，且不会损伤颏神经。通常在严重吸收的下颌骨有表浅的神经孔时，这个位置尤其重要。

远端2颗种植体就在神经孔和神经袢前面一点，以相对粭平面倾斜30°的角度植入。当正确植入时，4mm直径的后部种植体，通常颈部位于第二前磨牙的位置。颌骨的解剖结构指导另外2颗前部种植体植入，在严重吸收的牙弓上它们会向后倾斜。

前后种植体都需要补偿角度的多基基台。前面的种植体，基台的角度通常是0°和17°；后面的种植体，基台的角度通常是30°。临床上选择基台角度的目的是帮助确保修复体中央螺丝通道位于粭

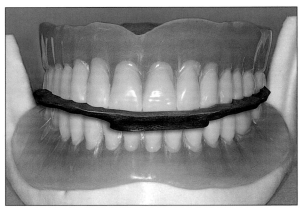

图4-4　制作好的有咬合关系的义齿。

面或者偏舌侧的位置。医生也需要确保4个基台平台高度的一致性来制作修复体，不仅益于牙龈而且便于机械力准确。

FAIR手术指南和即刻修复

为接受全牙列重建的患者制作即刻义齿的过程，涉及很多步骤[37-39]。首先，技工室根据患者的全牙列印模和咬合记录制作试戴蜡型。试戴蜡型可以帮助确定牙弓之间的垂直距离、美观和发音，以及面部支撑等。在这个阶段，医生可以对义齿进行必要的修改和调整（图4-4）。即刻修复体是技工室根据修改好的蜡型制作的，这个过程包括重新上𬌗架与平衡、交叉上𬌗架，𬌗的引导，咬合记录，用透明丙烯酸材料复制义齿，在复制的透明义齿上面制作一个偏舌侧的沟槽。其目的是制作一个手术导板，如果需要，在导板上为后部种植体添加倾斜角度的标记，以及标记截骨的量。

医生应该使用已为医疗建立了倾斜种植体概念的品牌，如：Zimmer、Nobel Biocare、ImplantVision或Astra EV。ImplantVision系统使用多基基台，由直基台和角度基台组成。对于4～6颗种植体，齐全的基台包括：30°、18°、9°和0°，每个角度包含6个。对于转换义齿修复额外的工具包括钛基底、固位螺丝、替代体（再利用）、透明的复制义齿定位导板和修复的扭力扳手。

FAIR手术

手术前临床医生必须先测量和标记咬合垂直距离，来保留患者真实的垂直距离。医生使用即刻透明义齿复制的导板来放置种植体。在患者牙齿被拔除之前，外科医生必须对患者颏部和鼻部进行标记，来测量在咬合状态下两个解剖标志点之间的距离（图4-5）。鼻部和颏部标记小点，然后使用尺子测量来获取准确的垂直距离。如果在使用磨牙后垫和上腭来放置修复体时显示非常不对称，这种测量可以作为垂直距离的保存措施。如果上下颌同时治疗，需要22～26mm的颌间距离。如果单颌治疗，需要15～17mm的空间。

一旦实施麻醉、翻瓣、拔除余留牙齿（图4-6），医生可以开始测量并修整牙槽骨为种植体植入做准备（图4-7）。牙槽嵴的减少是通过去除不规则的骨嵴，同时创造出合适的咬合垂直距离，一般来说，应避免过度去骨并使嵴顶维持一定量的皮质骨（而不仅仅是松质骨）。种植体螺纹部分不

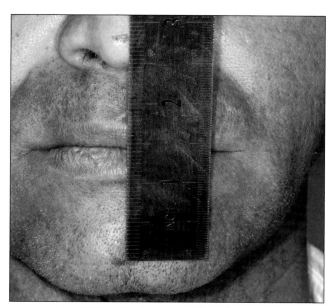

图4-5 标记后测量鼻部和颏部的垂直距离。

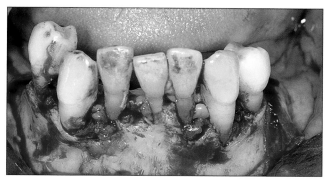

图4-6 拔除余留牙齿。

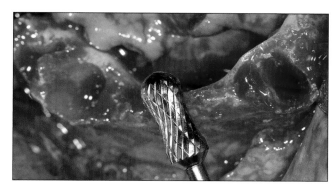

图4-7 修整不规则牙槽骨为种植体植入做准备。

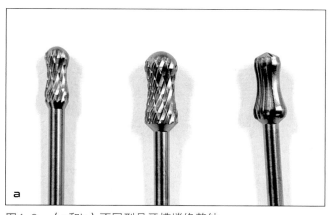

图4-8 （a和b）不同型号牙槽嵴修整钻。

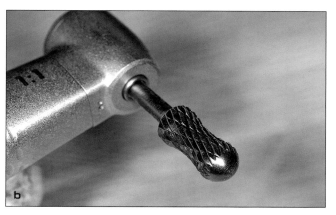

能暴露，因此牙槽嵴顶必须维持颊舌向8mm的骨宽度（种植体4mm，颊、舌侧各2mm）。医生可以在透明导板的翼板上从切牙切缘至15mm的位置做标记，来指导截骨。精确修整翼板到15mm是一个简单的方法：获得一个透明的复制义齿导板，从一侧第一前磨牙到另外一侧第一前磨牙之间距离切

缘15mm以上的部分切掉，然后截骨至剩余的翼板处。

　　创造一个宽的骨平面以便于种植体的植入，使用一个特殊的钻，平时打磨义齿用的，可以很容易创造出一个凸面（图4-8）。通过这种方法对骨的轮廓进行修整优于骨刀和摆锯。这个钻有一个锁紧

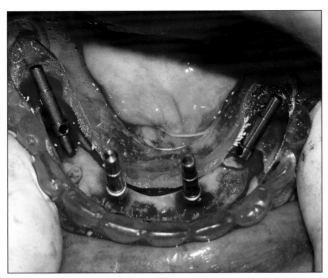

图4-9　义齿复制的透明导板和角度方向指示杆用来确定合适的种植体植入角度。

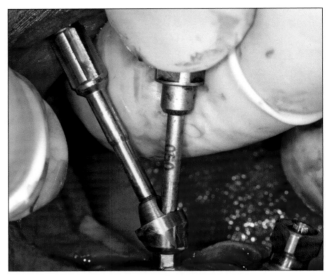

图4-10　放置多基基台。基台开始只能用手上紧。

的附件来配合种植马达。它足够长可以装入直机，类似上颌窦开窗使用的那种，钻的转速是2000r/min。

医生先完成单颌来避免丧失垂直距离。如果上下牙列同时修复，上颌先做临时义齿，上颌义齿使用腭板指导；在下颌，临床医生使用磨牙后垫和咬合记录作为指导。种植体应该平均分布并斜行植入，避开上颌窦及下颌神经管。为了让患者即刻义齿的种植体临时负重，种植体扭力必须达到45Ncm以获得良好的初期稳定性。

斜行植入种植体涉及一系列因素，包括剩余骨量和通过角度植入增加悬臂梁的量。医生应记住斜行种植体可更好支撑悬臂梁。当剩余骨量很少时，通常使用比较长的斜行种植体。斜行种植体可以避开神经孔以及在CT上显示的下颌神经前袢。偶尔需要骨增量，如上颌窦提升、下牙槽神经上方的骨移植。

在种植体植入后，方向指示杆结合透明手术导板的槽来确认种植体角度是否正确（图4-9）。如果导板槽没有与指示杆对齐，种植体需要重新定位。方向指示杆不能太偏唇面，因为关系到修复体的美观。

即刻临时修复

种植体植入后，接下来的步骤是安装多基基台。首先手动上紧基台（图4-10），临床上通过放射影像检查确定就位准确。一旦放射影像检查确定基台正确就位，医生可以将角度基台上紧至15Ncm，直基台上紧至35Ncm。缝合前，多基基台上安装保护帽。

这时，在临时修复体上为修复基台钻孔。有两种方法来记录孔的正确位置：真空压膜或者咬合记

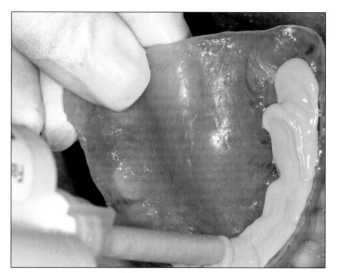

图4-11 咬合记录材料涂布在义齿的组织面。

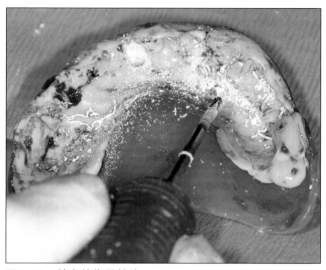

图4-12 基台的位置钻孔。

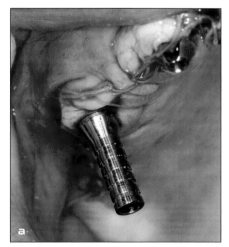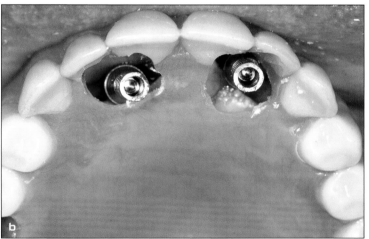

图4-13 （a）钛基底安装在基台上。（b）钛基底应该通过义齿上的孔被动就位。

录材料。如果选择压膜的方法，将义齿的复制压膜放入患者口内用来标记4颗种植体位点，压膜可以指导临时基台的钻孔。如果选择咬合记录的方法，将咬合记录材料置于义齿的组织面（图4-11），义齿戴入后利用上腭（上颌）或者磨牙后垫（下颌）衬垫义齿，咬合记录材料在种植体多基台的位置形成标记。

在义齿上标记钻孔的位置后，用钻打孔，然后去除印模材料（图4-12）。钛基底固定在基台上从修复体的孔伸出以确认与修复体接触（图4-13）。

下一步就是把这个义齿转换成固定义齿。使用橡皮障保护种植体和患者。轻体材料、牙龈复制材料、蜡或聚四氟乙烯胶带置于钛基底的顶端，防止丙烯酸的进入（图4-14）。为了完成丙烯酸与

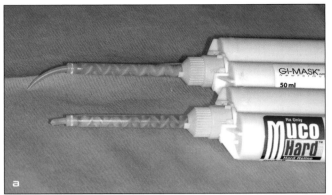

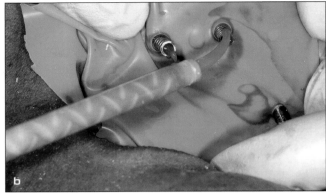

图4-14 （a）MucoHard丙烯酸材料（Parkell）和GI-Mask有各自适用的注射头。（b）GI-Mask放置在钛基底上，防止丙烯酸材料的进入。

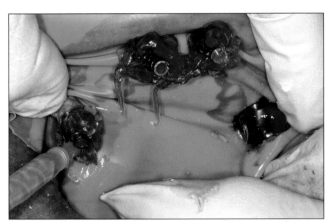

图4-15 MucoHard应用在多基基底周围。

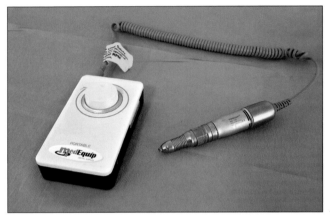

图4-16 便携式、可充电的技工马达可以很方便地在手术室修整义齿。

钛基底的拼接，冷凝丙烯酸（放热聚合物），如MucoHard（Parkell），用来渗透到钛基底的倒凹内（图4-15）。

粘接完成后，用永久性马克笔标记需要去除钛基底的高度。拧松钛基底并使用便携式、可充电的技工室打磨机以及合适的钻针进行切割（图4-16）。切割钛基底产生的金属屑，必须去除。义齿钛基底远中需要修整，盘状的磨头适用于大块的切割，金刚钻更多地用于精修。修复体远中悬臂梁的长度应该等于1/2至1颗牙齿的距离（图4-17）。

减少悬臂梁会使修复体在接近钛基底的部位断裂，长的悬臂梁增加种植体负担，临时修复体咬合面如果有必要可以通过增加或者减少丙烯酸进行调整。表面进行抛光，去除过锐边角（图4-18）。最后，修复体通过手动扳手上紧至15Ncm到多基基台上。

固定临时修复体钛基底的洞孔用复合树脂如Fremit（Ivoclar Vivadent）进行封闭，并对咬合平衡进行检查。最后一个钛基底远中的咬合应为零接触。

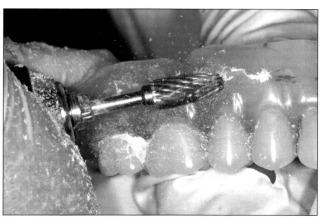

图4-17 修整上腭、边缘、翼板，并去除过多的远中游离端。

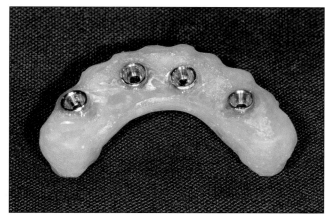

图4-18 创建一个卵圆形或者平的外形轮廓，利于口腔清洁和临时修复体的维护。

结论

    FAIR为上下无牙颌的修复提供了一种逐步的、接近天然牙美观和功能的方法。这种方法有30年的临床发展，展示了如何通过种植体恢复全牙列，使无牙颌或几乎无牙颌患者得到天然牙的外形和功能。FAIR在避免了包括复杂手术、高并发症率、高费用和骨再生、骨移植造成长治疗周期的情况下，实现了固定修复。

参考文献

[1] Krekmanov L, Kahn M, Rangert B, Lindström H. Tilting of posterior mandibular and maxillary implants for improved prosthesis support. Int J Oral Maxillofac Implants 2000;15:405–414.

[2] Lee SP, Paik KS, Kim MK. Anatomical study of the pyramidal process of the palatine bone in relation to implant placement in the posterior maxilla. J Oral Rehabil 2001;28:125–132.

[3] Aparicio C, Perales P, Rangert B. Tilted implants as an alternative to maxillary sinus grafting: A clinical, radiologic, and periotest study. Clin Implant Dent Relat Res 2001;3:39–49.

[4] Raviv E, Turcotte A, Harel-Raviv M. Short dental implants in reduced alveolar bone height. Quintessence Int 2010;41:575–579.

[5] Balleri P, Ferrari M, Veltri M. One-year outcome of implants strategically placed in the retrocanine bone triangle. Clin Implant Dent Relat Res 2010;12:324–330.

[6] Agliardi E, Clericò M, Ciancio P, Massironi D. Immediate loading of full-arch fixed prostheses supported by axial and tilted implants for the treatment of edentulous atrophic mandibles. Quintessence Int 2010;41:285–293.

[7] Bedrossian E. Rescue implant concept: The expanded use of the zygoma implant in the graftless solutions. Dent Clin North Am 2011;55:745–777.

[8] Fortin T, Camby E, Alik M, Isidori M, Bouchet H. Panoramic images versus three-dimensional planning software for oral implant planning in atrophied posterior maxillary: A clinical radiological study. Clin Implant Dent Relat Res 2013;15:198–204.

[9] Peñarrocha Diago M, Maestre Ferrín L, Peñarrocha Oltra D, Canullo L, Calvo Guirado JL, Peñarrocha Diago M. Tilted implants for the restoration of posterior mandibles with horizontal atrophy: An alternative treatment. J Oral Maxillofac Surg 2013;71:856–864.

[10] Malo P, de Araujo Nobre M, Lopes A, Moss SM, Molina GJ. A longitudinal study of the survival of All-on-4 implants in the mandible with up to 10 years of follow-up. J Am Dent Assoc 2011;142:310–320.

[11] Malo P, de Araujo Nobre M, Lopes A, Francischone C, Rigolizzo M. "All-on-4" immediate-function concept: A clinical report on the medium (3 years) and long-term (5 years) outcomes. Clin Implant Dent Relat Res 2012;14:e139–e150.

[12] Lopes A, Malo P, de Araujo Nobre M, Sanchez-Fernandez E. The NobelGuide All-on-4 treatment concept for rehabilitation of edentulous jaws: A prospective report on medium- and long-term outcomes. Clin Implant Dent Relat Res 2015;17:e406–e416.

[13] Malo P, de Araujo Nobre MA, Lopes AV, Rodrigues R. Immediate loading short implants inserted on low bone quantity for the rehabilitation of the edentulous maxilla using an All-on-4 design. J Oral Rehabil 2015;42:615–623.

[14] Malo P, Araujo Nobre MD, Lopes A, Rodrigues R. Double full-arch versus single full-arch, four implant-supported rehabilitations: A retrospective, 5-year cohort study. J Prosthodont 2015;24:263–270.

[15] Malo P, de Araujo Nobre M, Lopes A, Ferro A, Gravito I. All-on-4 treatment concept for the rehabilitation of the completely edentulous mandible: A 7-year clinical and 5-year radiographic retrospective case series with risk assessment for implant failure and marginal bone level. Clin Implant Dent Relat Res 2015;17:e531–e541.

[16] Ali SA, Karthigeyan S, Deivanai M, Kumar A. Implant rehabilitation for atrophic maxilla: A review. J Indian Prosthodont Soc

2014;14:196–207.

[17] Rangert B, Jemt T, Jörneus L. Forces and moments on Branemark implants. Int J Oral Maxillofac Implants 1989;4:241–247.

[18] Zurdo J, Romão C, Wennström JL. Survival and complication rates of implant-supported fixed partial dentures with cantilevers: A systematic review. Clin Oral Implants Res 2009;20(suppl 4):59–66.

[19] Salvi GE, Brägger U. Mechanical and technical risks in implant therapy. Int J Oral Maxillofac Implants 2009;24(suppl):69–85.

[20] Block MS, Haggerty CJ, Fisher GR. Nongrafting implant options for restoration of the edentulous maxilla. J Oral Maxillofac Surg 2009;67:872–881.

[21] Ata-Ali J, Peñarrocha-Oltra D, Candel-Marti E, Peñarrocha-Diago M. Oral rehabilitation with tilted dental implants: A metaanalysis. Med Oral Patol Oral Cir Bucal 2012;17:e582–e587.

[22] Agliardi EL, Romeo D, Panigatti S, de Araújo Nobre M, Maló P. Immediate full-arch rehabilitation of the severely atrophic maxilla supported by zygomatic implants: A prospective clinical study with minimum follow-up of 6 years. Int J Oral Maxillofac Surg 2017;46:1592–1599.

[23] Buser D, Martin W, Belser UC. Optimizing esthetics for implant restorations in the anterior maxilla: Anatomic and surgical considerations. Int J Oral Maxillofac Implants 2004;19(suppl):43–61.

[24] Tolstunov L. Implant zones of the jaws: Implant location and related success rate. J Oral Implantol 2007;33:211–220.

[25] Morand M, Irinakis T. The challenge of implant therapy in the posterior maxilla: Providing a rationale for the use of short implants. J Oral Implantol 2007;33:257–266.

[26] Greenstein G, Cavallaro J, Tarnow D. Practical application of anatomy for the dental implant surgeon. J Periodontol 2008;79:1833–1846.

[27] Boeddinghaus R, Whyte A. Trends in maxillofacial imaging. Clin Radiol 2018;73:4–18.

[28] Greenstein G, Tarnow D. The mental foramen and nerve: Clinical and anatomical factors related to dental implant placement: A literature review. J Periodontol 2006;77:1933–1943.

[29] Froum S, Casanova L, Byrne S, Cho SC. Risk assessment before extraction for immediate implant placement in the posterior mandible: A computerized tomographic scan study. J Periodontol 2011;82:395–402.

[30] Sener E, Onem E, Akar GC, et al. Anatomical landmarks of mandibular interforaminal region related to dental implant placement with 3D CBCT: Comparison between edentulous and dental mandibles. Surg Radiol Anat 2018;40:615–623.

[31] Cheng DC, Chen LW, Shen YW, Fuh LJ. Computer-assisted system on mandibular canal detection. Biomed Tech (Berl) 2017;62:575–580.

[32] Del Fabbro M, Ceresoli V. The fate of marginal bone around axial vs. tilted implants: A systematic review. Eur J Oral Implantol 2014;7(suppl 2):S171–S189.

[33] Chrcanovic BR, Albrektsson T, Wennerberg A. Immediately loaded non-submerged versus delayed loaded submerged dental implants: A meta-analysis. Int J Oral Maxillofac Surg 2015;44:493–506.

[34] Balshi TJ, Wolfinger GJ, Stein BE, Balshi SF. A long-term retrospective analysis of survival rates of implants in the mandible. Int J Oral Maxillofac Implants 2015;30:1348–1354.

[35] Busenlechner D, Mailath-Pokorny G, Haas R, et al. Graftless full-arch implant rehabilitation with interantral implants and immediate or delayed loading—Part II: Transition from the failing maxillary dentition. Int J Oral Maxillofac Implants 2016;31:1150–1155.

[36] Busenlechner D, Mailath-Pokorny G, Haas R, et al. Graftless full-arch implant rehabilitation with interantral implants and immediate or delayed loading—Part I: Reconstruction of the edentulous maxilla. Int J Oral Maxillofac Implants 2016;31:900–905.

[37] Patras M, Kourtis S, Sykaras N. Creating natural-looking removable prostheses: Combining art and science to imitate nature. J Esthet Restor Dent 2012;24:160–168.

[38] Kirtley GE. Aesthetics and removable prosthetics. Dent Today 2016;35:100–103.

[39] Login GR. Creating durable and esthetic gingival anatomy on a polyoxymethylene overdenture by using a chairside procedure. J Am Dent Assoc 2017;148:525–528.

第5章　上颌无牙颌的治疗
Treating the Fully Edentulous Maxilla

上颌无牙颌和部分无牙颌的治疗方法是相似的，仅有几点不同之处；本章部分内容与第7章完全相同。本章的意图是让读者在看到上颌病例之前可以全面回顾制作步骤。

时间长、费用高、并发症增加的骨移植几乎一直是修复萎缩上颌无牙颌的缺点，直到小创伤种植技术在全牙列种植重建（FAIR）中应用。FAIR减少的不仅是手术和康复过程中的不便与风险，还有医生和患者的时间与成本。然而，只有当医生花时间掌握复杂的FAIR时，才能得到这些好处。例如，修复体在当天负重对患者特别有吸引力，伴随这个优点的是植入斜行种植体和放置角度基台的错综复杂。除此之外，种植体需要与上颌窦前壁平行，一般需要计算机导板或者仔细辨认解剖标志。同时，很多种植系统可以帮助医生在上颌环境中导航，全牙列种植重建技术及其相似技术有着良好的近远期效果[1-5]。

FAIR的构想

使用FAIR治疗上颌无牙颌患者是医生获得较高技能的一种极重要的方式[6-14]。类似木匠格言"测量两次，一次切割"，种植医生应该"构想多次，手术一次"[15-17]。依据患者检查记录的虚拟三维（3D）计算机扫描（CT）数据建立光固化成型（STL）模型或者类似病例的模型（有时是在患者口内进行测量），然后对这个过程进行演练。

还可以于手术前在STL骨模型上进行手术演练。如果牙槽骨骨量不足使选择种植体、植入位置及角度更加关键的情况下，这种安排尤为重要[18-20]。FAIR过程通常仅涉及4颗种植体，它看似复杂，其实不然，但需要大量的术前设计和手术构想。

术前准备

为手术准备的透明的义齿复制导板需要修整（在技工室或者临床），以保证双侧前磨牙之间的唇侧翼板从切端向上是15mm（图5-1）。为骨修整提供一种测量方法是有必要的。义齿的后部不需要被切割；否则，义齿会就位过度。

FAIR手术需要2～4小时，时间较长，因此为了患者舒适，需要一种独特的麻醉方式[21-23]。静脉镇静是不推荐的。虽然患者可以咬合和听从指挥，但因为操作时间长，造成的临床费用令人难以承受[24]。全身麻醉不是一个很好的选择，因为这种方法虽然是鼻部插管，但几乎不可能获得正确的咬合，而且医生需要操作患者的下颌骨[25]。

丁哌卡因（如麻卡因，Pfizer）的药效能维持7～12小时，但30分钟才开始起效，它可与利多

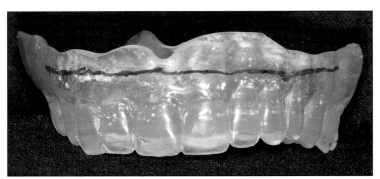

图5-1　透明的义齿复制导板需要修整，以保证双侧前磨牙之间的唇侧翼板从切缘向上是15mm。

卡因同时使用，后者是典型的5分钟起效但只维持2.5~3小时。如果手术时间很长，一旦利多卡因失效，丁哌卡因可以给患者提供所需的舒适度。剂量是非常重要的，如果与利多卡因联合使用只需少量的丁哌卡因。三唑仑（如Halcion, Pfizer）也许可以很好地帮助患者放松[26]。

FAIR手术流程

初始切口和翻瓣

局部麻醉下，手术从第一磨牙到另一侧第一磨牙的切口开始。切口在牙槽嵴正中或略偏腭侧，根据医生的经验来定（图5-2）。鼻腭神经一般在上腭的正中，但是在骨吸收的情况下，它可能位置更靠前一些、略偏腭侧或者位于正中央。因此，对于牙槽嵴吸收应该略偏颊侧切口，而不是腭侧。在颊侧刻一个标记来避开鼻腭神经。翻瓣后，这样的切口不仅可以避开神经，而且有利于组织重新定位以避免缝合间隙，即使最后从中线开始缝合。在两侧磨牙区颊侧做6~9mm的垂直切口。

针对不同的情况进行颊腭侧翻瓣。如果在牙槽嵴顶正中做切口，腭侧瓣必须适当地翻起以利扩孔。如果切口稍微偏腭侧，只需少量腭侧翻瓣。尽管如此，腭侧瓣的翻起会为植入多颗种植体提供通路。如果没有足够的手术助手，临时缝合可以帮助医生翻瓣（图5-3）。腭侧瓣固定，临床医生可以集中精力在颊侧翻瓣。使用牵开器来帮助组织暴露，临床上可以根据透明义齿切缘到骨之间有15mm的距离来降低牙槽骨的高度。但是，如果只降低2mm或3mm，可以使用牙周探针，根据放射影像检查或CT确定磨除的距离（图5-4a和b）。医生应确定骨平台有足够的宽度。

去除皮质骨可能造成缺乏单皮质层稳定。为恢复这种稳定，种植体尖端必须放置在鼻底的皮质骨。可以通过将梨状孔边缘和鼻侧方的组织翻开2~3mm，在直视下确定上颌窦的近中和鼻底的远中（图5-4c）。种植体的进入点是在第一前磨牙和第二前磨牙之间的位置（图5-4d）。然而，不像上颌窦黏膜，如果鼻底穿孔是不能被修补的。因此，由于感染的风险手术过程必须终止，这个区域必须修补[27]。

Brånemark推荐一个替代方法。为了确定种植

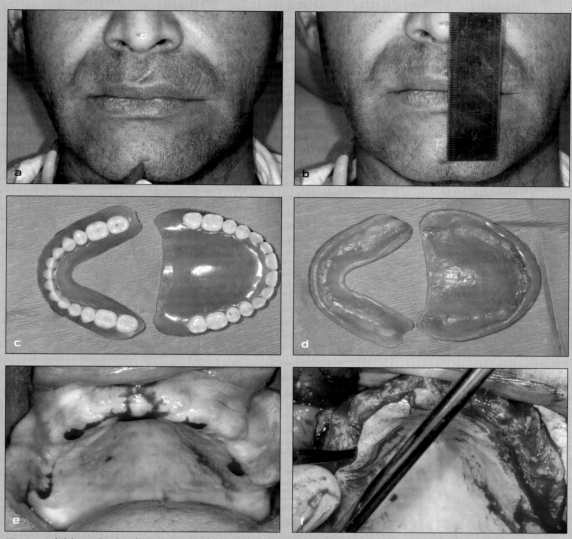

图5-2 病例1。（a和b）因为上下颌都需要治疗，口内测量确保至少有22mm的颌间距离。测量也可以通过放射影像来完成。（c和d）即刻义齿戴入患者口内获得精确咬合记录，为了在上颌翻瓣后帮助上颌义齿精确就位。（e）在中线区，一个小的颊侧标记可以避开中度到严重骨吸收的鼻腭神经，并使翻起的组织瓣精确定位到最初的位置。（f）为多颗种植体植入提供通道而翻开腭侧瓣。

体尖端放置在窦前部的位置，仅提升上颌窦底、而不是鼻底，使用8号圆钻来制备一个探针可以放置的通路。这个探针一定是牙周探针，不能是直的和弯曲的探针，因为有角度可能损伤上颌窦黏膜。Brånemark推荐既不需要植骨也不需要充填这个洞，仅仅是简单地把种植体放在这个位置[28]。

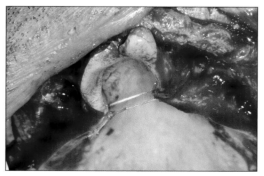

图5-3 临时缝合腭侧瓣，让医生集中精力在颊侧翻瓣。

病例
1

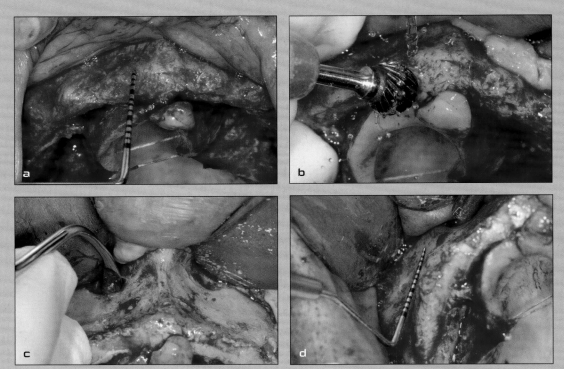

图5-4　病例1（续）。（a）牙周探针可以用来测量去骨的距离。（b）降低骨组织来创建需要的骨平面。（c）确认鼻底和梨状孔边缘。（d）斜行种植体从第一前磨牙和第二前磨牙的区域到梨状孔边缘下外侧。

把鼻腔与上颌窦分开的间隔是尖牙区的骨块，同时反应出尖牙的长度。尖牙前面的牙齿牙根较短。FAIR方法使用尖牙长度的种植体作为远中种植体。

种植体植入

前牙区种植体植入之前，对上颌窦黏膜及鼻底的位置进行标记是非常重要的。它将决定种植体是直立植入还是斜行植入使种植体有足够的骨。为了种植体获得更高的植入扭矩，医生可以级差备洞[29-32]。斜行种植体的使用也可以潜在增加所有种植体植入后前后（AP）距离。医生可以用钻针与设计的扩孔路径对齐，在直视下设计种植体植入位置（图

5-5a）。

复查角度后，下一步就是使用锐利的先锋钻，如Lindemann钻（图5-5b）进行定位。定位后，医生可以使用系列的扩孔钻来制备种植体植入的窝洞（图5-5c～h），根据术前研究的物理和虚拟模型检查直径与深度的准确性。医生也可以使用金刚砂钻侧壁开窗提升上颌窦底黏膜，探查上颌窦前壁（鼻子的后部），避免上颌窦黏膜穿孔。这个区域也可以用透光法观察。目的是确认接近上颌窦壁[33-34]。另一个办法，确定鼻底和梨状孔侧壁作为种植体根尖植入位置的标记。对于FAIR这是一个非常好的方法（图5-4c）。

关于种植体的型号，建议使用宽（深）螺纹用

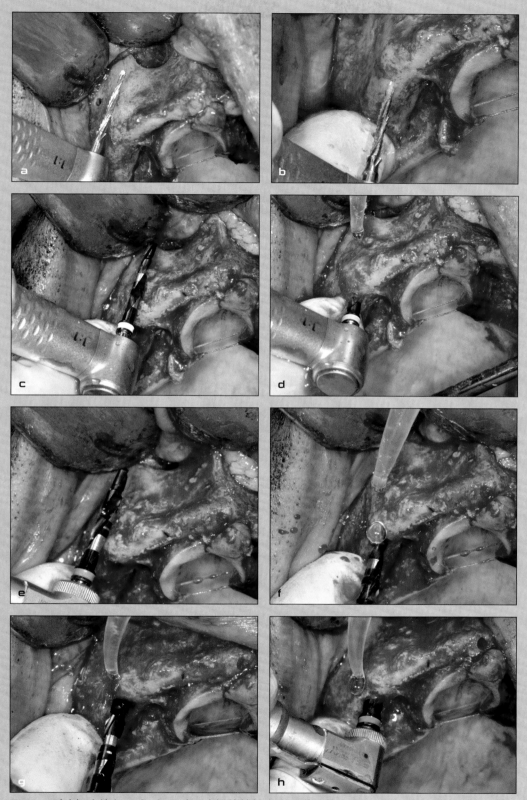

图5-5 病例1（续）。（a）通过正确摆放钻针来显示种植体角度。（b）钻定位孔。（c~h）定位后，逐级使用扩孔钻。如果是窄牙槽嵴，钻针可以反转，或者使用骨挤压器。

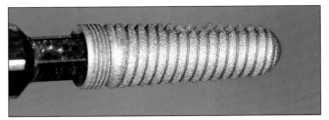

图5-6　使用尽可能最宽和最长的种植体提供最大的稳定性。

于自攻植入并且确保扩孔的直径小于种植体的直径，从而获得自攻扭力（图5-6）。大多数种植体厂家标签显示他们的种植体和钻的型号一致，但是实际上钻的尺寸在直径上更小，目的是便于获得自攻扭力。当医生在松质骨上（在上颌和下颌，患者之间骨密度不一致）去植入种植体时，级差备孔重要的目的是当种植体植入时对周围骨进行挤压和增加骨密度。因此谨慎地使用比种植体直径小的钻，对松质骨来说，甚至使用更小号的钻。基于患者一系列的特点，包括种族、性别和全身系统性或牙齿的健康，每个病例的处理都是不同的。

骨质密度高的情况下，不需要使用级差备洞，种植体植入与种植孔冠方扩大相结合有利于更好地就位和固定。实际上，在种植体植入前使用一系列钻扩大种植窝，额外的稳定性可以通过不完全钻孔（例如，钻3～4mm）和仅种植根尖区比最终钻小一号钻来获得。也就是说根据骨疏松的程度，最终钻不到达全部深度或根本不用。

在正常骨质和松质骨内，使用骨挤压代替钻针是另外一种获得更大初期稳定性的方法[35-36]（图5-7）。可以先扩2mm的洞，逐渐使用更大的骨挤压器，最后植入种植体。挤压器可以压缩和增加骨密度。代替骨挤压的是钻针反向旋转推挤骨组织产生相同的效果，而不是切割。有的钻针为利用这个特殊功能而设计[37]。然而，反旋钻针挤压骨质产生

的热对最初的稳定性和骨结合会起相反的作用，因此应当小心操作。

标准种植体的直径通常是3.7～4.2mm。在大多数FAIR病例剩余骨的质和量往往很差，因此，3.7～4.2mm的种植体是很好的选择。除此之外，这些种植体修复平台和基台恰好是一致的。相反，大直径种植体可能会导致平台和基台的改变。如果医生考虑使用大直径的种植体，额外的硬件设备需要准备。如果是级差备洞，大直径的种植体可能是不必需的。再者，一些情况下，富集血小板血浆（PRP）作为一种生长因子调节剂使用，PRP可以浸润种植体并提高表面结合强度[38]（图5-8）。对于全口无牙颌病例，PRP可能不用，因为不需要骨移植；然而，富集血小板血浆一般会在部分无牙颌患者需要拔牙和牙槽窝植骨的情况下使用。

远中斜行种植体典型的长度是16mm，通过腭部的皮质骨获得尖端固位。它一般是以30°角植入（图5-9）。关于冠方的位置有两种选择：近中部分平齐骨面和远中部分埋入骨下；远中部分平齐骨面和近中露出骨面。也就是说，要不然近中暴露，要不然远中部分是埋入（图5-10）。选择冠方2mm适应软硬组织的种植系统；粗糙面不能延伸到种植体顶部，因为对于软组织来说，这种表面太粗糙并且会造成种植体周围炎[39]。带有2mm穿龈的种植系统可以阻止种植体周围炎。例如，ImplantVision种植体冠部有2mm的微螺纹。种植体冠部2mm激光酸蚀和非粗糙表面也是合适的。这个穿龈区对FAIR方案非常重要。如果医生必须使用整个种植体长度全部为粗糙面的种植体，唯一的选择就是近中冠部平齐骨面、远中部分埋入骨下；对于微螺纹，医生可以选择近中或者远中冠部平齐骨面。

对于一个严格的FAIR方法，优先把远端种植体冠部的远中面置于骨下，这就需要过度去骨便于修复部件的最终放置。尽可能地选择有30°角度设

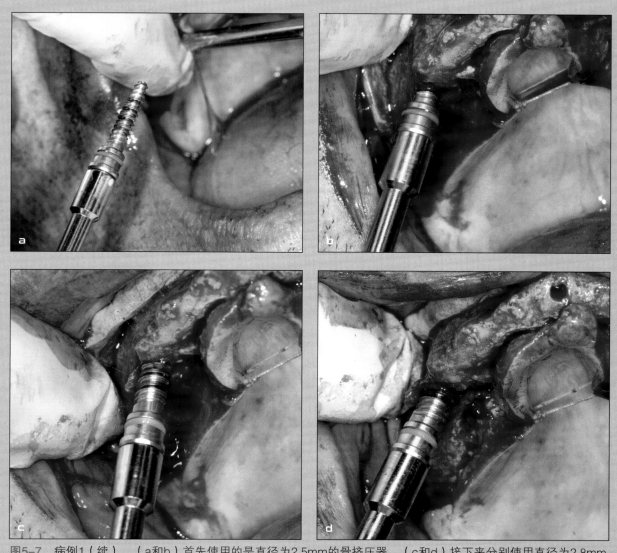

图5-7　病例1（续）。（a和b）首先使用的是直径为2.5mm的骨挤压器。（c和d）接下来分别使用直径为2.8mm和3.0mm的骨挤压器来挤压及增加骨密度。

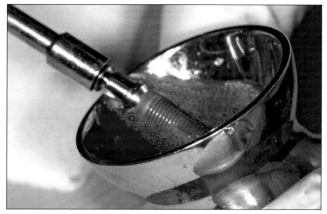

图5-8　种植体被富血小板血浆（PRP）浸润来提高表面活性。

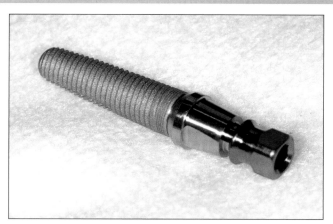

图5-9　一颗16mm的种植体用来作为远端斜行种植体。

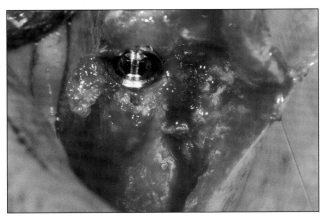

图5-10 远中斜行种植体的冠部近中边缘平齐骨面，远中部分埋于骨下。

计的种植系统，像Astra Tech Implant System EV（OsseoSpeed EV; Dentsply Sirona）用于有坡度的牙槽嵴。冠部有角度的种植体在FAIR中用在远中。当植入远中斜行种植体，在穿龈区近中的螺纹必须是暴露，或者如果它们平齐骨面，远中部分窝洞必须修整使修复部分可以正确就位。一旦种植体放入，去骨是非常困难的。

植入前部的种植体，医生应该首先测量鼻底到牙槽嵴顶之间的距离，一半的范围是5～15mm。对于FAIR方案，都应使用深螺纹的种植体来获得最大初期稳定性（图5-11）。通常后部使用斜行种植体和前部使用直行种植体（尽管前部种植体可能需要颊舌侧倾斜和偶尔近远中倾斜）。基台不能反复旋上旋下来确定合适的角度，因为费时且可能会损害种植体内部的螺纹。

方向指示器用来确定种植扩孔的方向和深度（图5-12）。指示器帮助钻孔和种植体植入，它有可卡进卡出的微形固位球。当使用透明复制义齿导板时，指示器应该通过导板的槽穿出来。如果前部种植体是向颊侧倾斜，使用9°或18°向腭侧转角的多基基台来确保修复体部件可以适应槽口。

基台连接

多基基台必须与种植体直径相匹配并有合适的角度；种植体倾斜0°、9°、18°或者30°方向指示器都可以指示。基台穿龈高度也是非常重要的，如果太高，修复将被放置龈上。例如，如果组织有3mm厚度，基台袖口是5mm，在修复体与软组织之间将有2mm间隙。因此，医生的目标是让穿龈高度与组织的厚度一致。理想的高度一般是3mm，但是4mm或者更高穿龈高度会用在非常厚的组织。如果没有足够的空间，可能需要使用一个短一些的穿龈。然而，从制造商的角度来看，穿龈高度低于3mm在一定程度上多基基台强度要减弱，因此一般不推荐。

倾斜基台有一次性手柄，可在上紧时把持（图5-13）。这个手柄通过透明义齿复制导板的槽伸出来。在上紧的过程中扳手的角度与种植体角度是一致的（图5-14a和b）。根据不同的种植系统，使用修复扳手（扭矩扳手）将多基基台拧紧至25～30Ncm。有一个很长的手柄和调整旋钮可以更好地调整扭力值（图5-14c）。对于直的基台，六角扳手可以携带基台到位，不需要把持手柄（图5-14d～f）。

修复体就位和固定

修复体就位和固定的过程（图5-15～图5-17）已在第4章中进行了详细讨论（详见第28～30页），图5-18展示了第2个上颌无牙颌的病例。

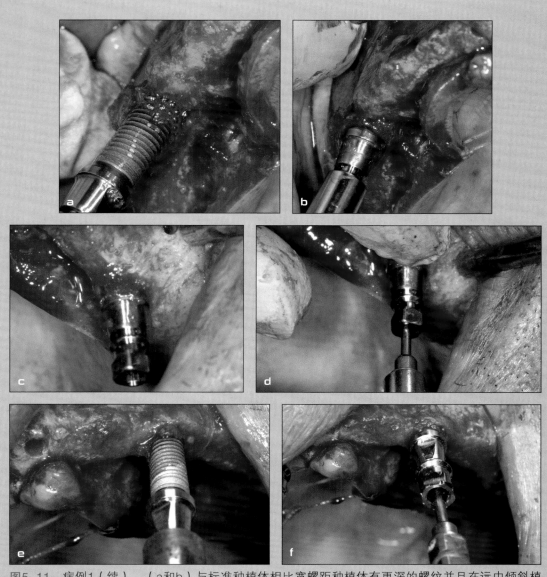

图5-11 病例1（续）。（a和b）与标准种植体相比宽螺距种植体有更深的螺纹并且在远中倾斜植入。（c和d）一旦种植体在正确的位置植入，随后去除种植体携带体。（e和f）前部种植体与标准种植体相比也有更深的螺纹，直行植入，然后去除种植体携带体。

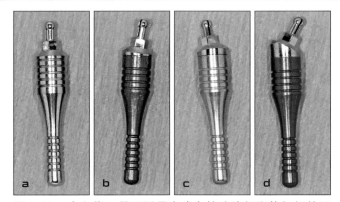

图5-12 方向指示器可以用来确定扩孔路径和软组织的厚度。（a）0°指示器。（b）9°指示器。（c）18°指示器。（d）30°指示器。

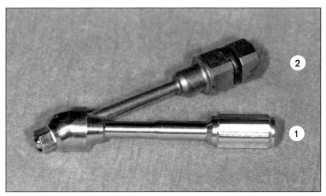

图5-13 倾斜基台有一次性手柄（1）用来把持到位，使用六角扳手（2）上紧。

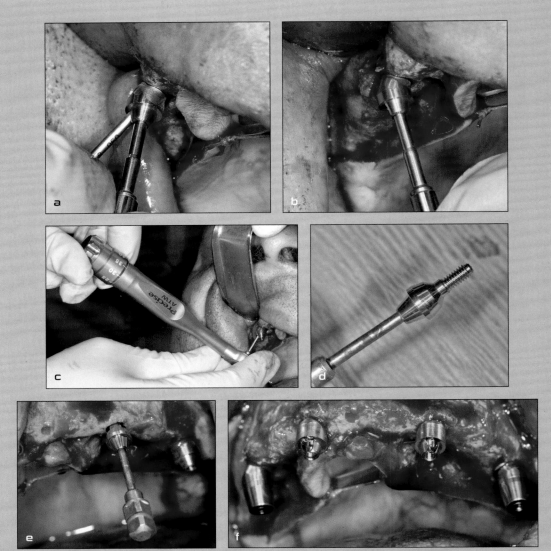

图5-14　病例1（续）。（a和b）在上紧过程中扳手的角度与种植体的角度是一致的。（c）多基基台需要25～30Ncm的扭力。（d和e）直基台不需要手柄，六角扳手就是携带器。（f）直基台和角度基台放置并上紧。

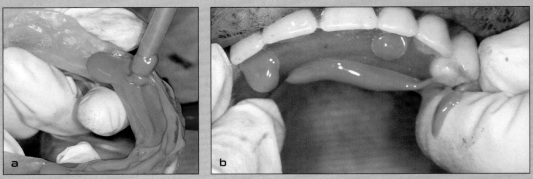

图5-15　病例1（续）。（a和b）咬合记录材料放在义齿的组织面，标记种植基台的位置以利在修复体上打孔。

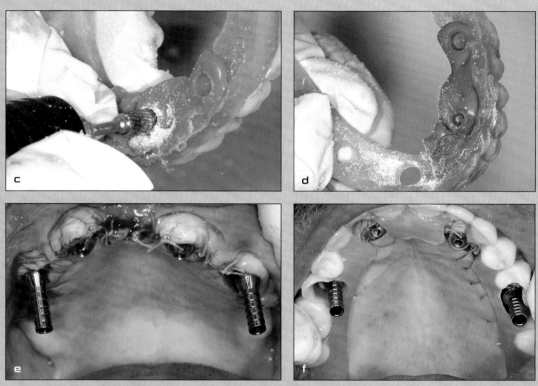

图5-15　病例1（续）。（c和d）去除标记的修复体相应部位作为钛基底穿出孔，然后去除咬合记录材料。（e和f）钛基底从种植多基基台向义齿孔洞穿出，使临时和永久修复体可以与基台相连。

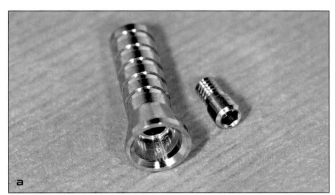
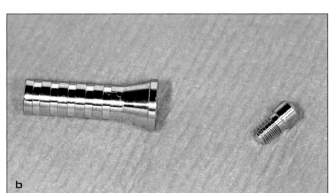

图5-16　（a和b）钛基底。

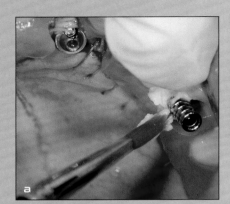

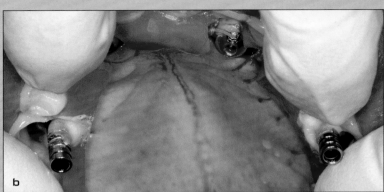

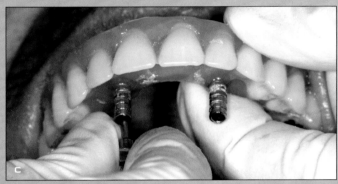

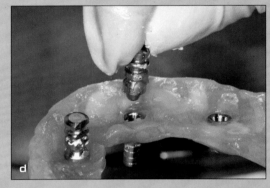

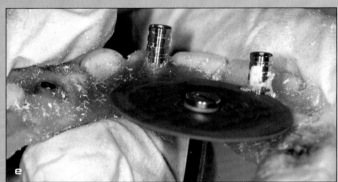

图5-17　病例1（续）。（a和b）医生在钛基底和义齿组织面注入MucoHard（Parkell）或用毛刷大量添加丙烯酸树脂使钛基底和义齿全部粘接在一起。（c和d）粘接完成后，旋下钛基底，放置多基基台和种植替代体。（e和f）用碟或钻头对钛基底进行切割，用修整树脂的磨头平整义齿组织面，消除凹凸不平。　　　→

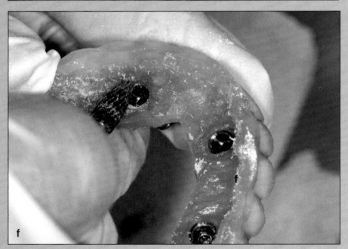

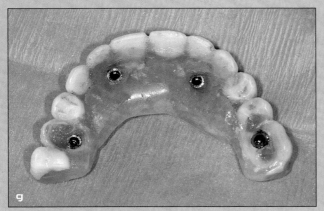

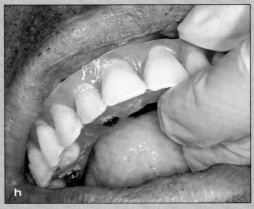

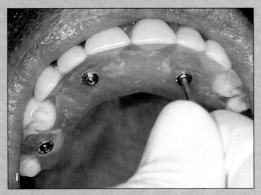

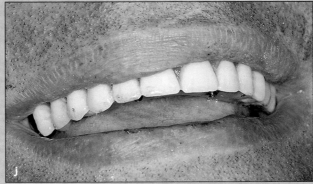

图5-17　病例1（续）。（g）戴牙前调整义齿。（h）调好的义齿戴入口内并检查密合度。（i和j）义齿以15Ncm上紧到多基基台上。（k）在确定咬合稳定后，洞用复合树脂，如Fermit（Ivoclar Vivadent）的光固化树脂进行封闭。

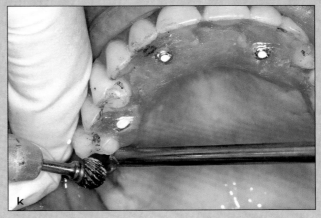

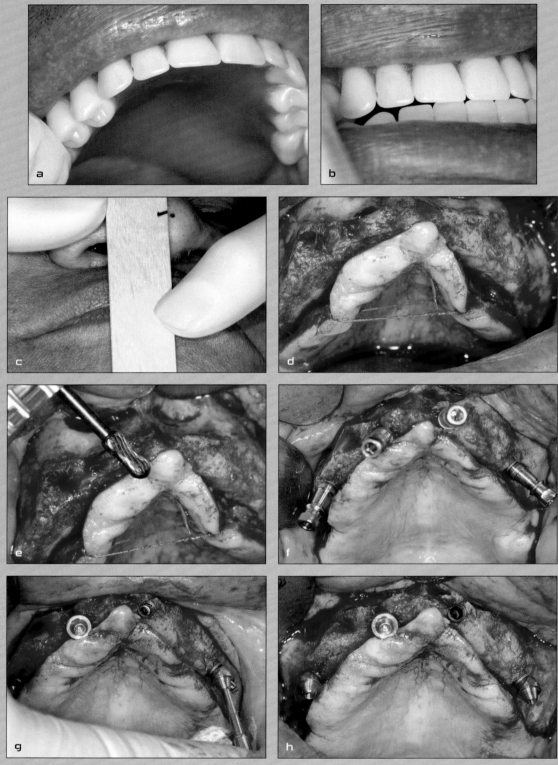

图5-18　病例2。（a和b）这是一个上颌无牙颌患者。（c）测量垂直距离。（d）切开，临时缝合腭侧瓣使医生可以专注于颊侧黏膜的翻瓣。（e）用专用的钻提升骨平台，骨挤压器扩大牙槽嵴。（f~h）后部放置2颗斜行种植体，前部植入2颗略微倾斜的种植体，多基基台上紧到位。　　→

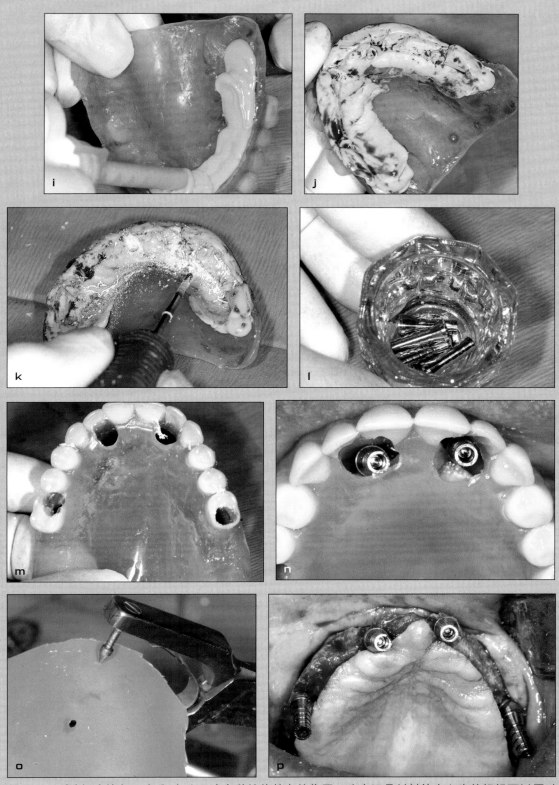

图5-18　病例2（续）。（i和j）为了确定种植体基台的位置，咬合记录材料放在义齿的组织面以便对义齿进行钻孔。（k）去除义齿上标记的部位。（l）钛基底安装在多基基台来确认开孔足够大和准确。（m）去除咬合记录材料。（n）为了确认基台固定在临时和永久义齿上的位置，钛基底应该从义齿孔中穿出。（o）标记橡皮障，根据钛基底的位置打洞。（p）义齿和钛基底粘接的位置已准备好。　➜

病例2

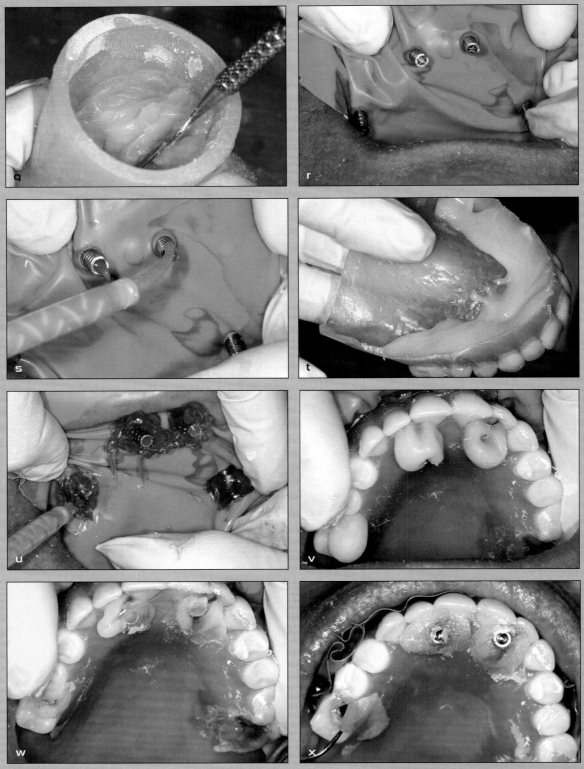

图5-18　病例2（续）。（q）丙烯酸树脂混合后加到义齿开孔内。（r）橡皮障覆盖手术部位，钛基底从开孔伸出来。（s）GI-Mask放在钛基底开口，以防止丙烯酸树脂进入。（t）丙烯酸树脂加到义齿组织面和义齿开孔处。（u）基底周围放置MucoHard。（v）义齿放在橡皮障上，确保钛基底从开孔穿出。（w）去除多余的丙烯酸树脂，检查并确保丙烯酸材料均匀分布在开孔内。（x）去除GI-Mask暴露钛基底螺丝。　　　　→

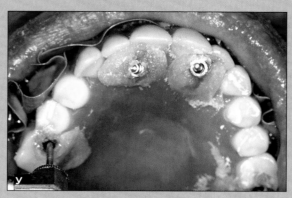
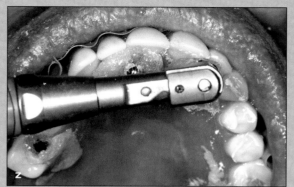

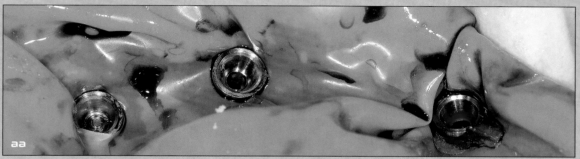

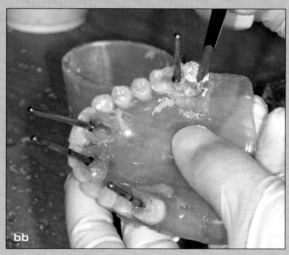
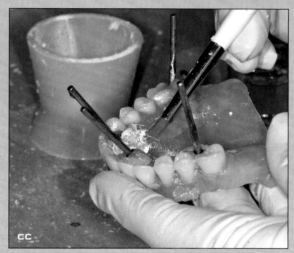

图5-18 病例2(续)。(y和z)旋下中央螺丝使义齿与多基基台分离。(aa)检查义齿的下面,在橡皮障去除之前需要再加一些丙烯酸材料在组织面。(bb和cc)针插在钛基底孔内,同时加更多的丙烯酸材料,确保钛基底牢固地粘接在义齿上。(dd)带丙烯酸的义齿放入热水浴中,使丙烯酸材料强度最大、收缩最小。

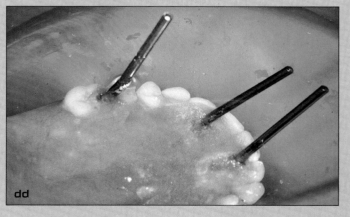

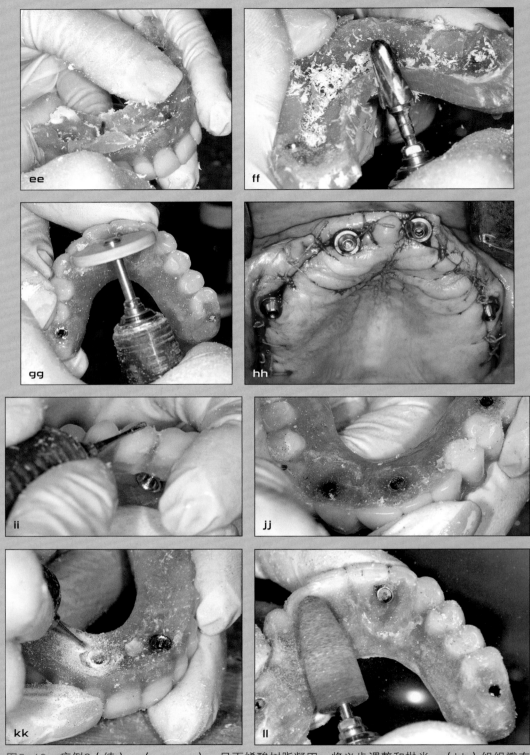

图5-18 病例2（续）。（ee～gg）一旦丙烯酸树脂凝固，将义齿调整和抛光。（hh）组织瓣在基台周围缝合。（ii～ll）如果有必要进行精修和抛光，义齿将进一步修理和调整，确保正确的AP距离。

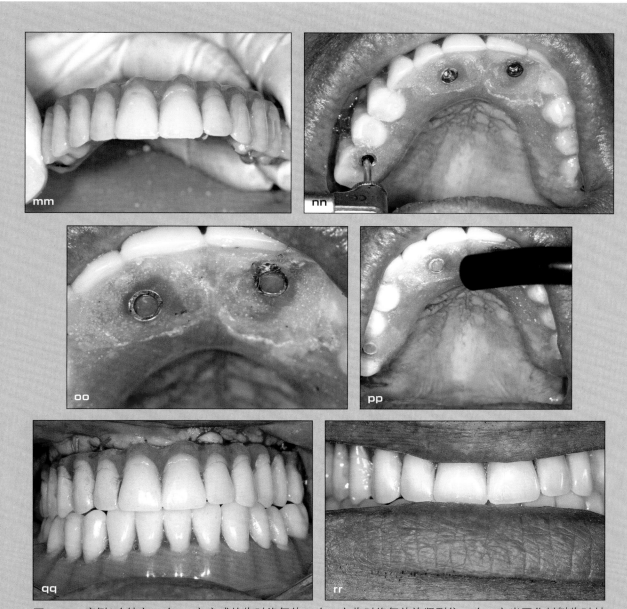

图5-18 病例2（续）。（mm）完成的临时修复体。（nn）临时修复体旋紧到位。（oo）光固化材料临时封闭螺丝孔。（pp）光照光固化材料。（qq）咬合检查。（rr）患者可配戴临时义齿行使功能，按预约就诊完成最终修复体。

参考文献

[1] Misch CE, Degidi M. Five-year prospective study of immediate/early loading of fixed prostheses in completely edentulous jaws with a bone quality-based implant system. Clin Implant Dent Relat Res 2003;5:17-28.

[2] Barbosa GA, Bernardes SR, de França DG, das Neves FD, de Mattos Mda G, Ribeiro RF. Stress over implants of one-piece cast frameworks made with different materials. J Craniofac Surg 2016;27:238-241.

[3] Motta M, Monsano R, Velloso GR, et al. Guided surgery in esthetic region. J Craniofac Surg 2016;27:e262-e265.

[4] Uhlendorf Y, Sartori IA, Melo AC, Uhlendorf J. Changes in lip profile of edentulous patients after placement of maxillary implant-supported fixed prosthesis: Is a wax try-in a reliable diagnostic tool? Int J Oral Maxillofac Implants 2017;32:593-597.

[5] Zoidis P. The All-on-4 modified polyetheretherketone treatment approach: A clinical report. J Prosthet Dent 2017;119:516–521.

[6] Rosén A, Gynther G. Implant treatment without bone grafting in edentulous severely resorbed maxillas: A long-term follow-up study. J Oral Maxillofac Surg 2007;65:1010–1016.

[7] Agliardi EL, Francetti L, Romeo D, Del Fabbro M. Immediate rehabilitation of the edentulous maxilla: Preliminary results of a single-cohort prospective study. Int J Oral Maxillofac Implants 2009;24:887–895.

[8] Maló P, de Araújo Nobre M, Lopes A, Francischone C, Rigolizzo M. "All-on-4" immediate-function concept for completely edentulous maxillae: A clinical report on the medium (3 years) and long-term (5 years) outcomes. Clin Implant Dent Relat Res 2012;14(suppl 1):e139–e150.

[9] Avrampou M, Mericske-Stern R, Blatz MB, Katsoulis J. Virtual implant planning in the edentulous maxilla: Criteria for decision making of prosthesis design. Clin Oral Implants Res 2013;24(suppl A100):152–159.

[10] Agliardi EL, Pozzi A, Stappert CF, Benzi R, Romeo D, Gherlone E. Immediate fixed rehabilitation of the edentulous maxilla: A prospective clinical and radiological study after 3 years of loading. Clin Implant Dent Relat Res 2014;16:292–302.

[11] Cavalli N, Barbaro B, Spasari D, Azzola F, Ciatti A, Francetti L. Tilted implants for full-arch rehabilitations in completely edentulous maxilla: A retrospective study. Int J Dent 2012;2012:180379.

[12] Jensen OT, Cottam JR, Ringeman JL, Graves S, Beatty L, Adams MW. Angled dental implant placement into the vomer/nasal crest of atrophic maxillae for All-on-Four immediate function: A 2-year clinical study of 100 consecutive patients. Int J Oral Maxillofac Implants 2014;29:e30–e35.

[13] Maló P, de Araújo Nobre MA, Lopes AV, Rodrigues R. Immediate loading short implants inserted on low bone quantity for the rehabilitation of the edentulous maxilla using an All-on-4 design. J Oral Rehabil 2015;42:615–623.

[14] Tallarico M, Meloni SM, Canullo L, Caneva M, Polizzi G. Five-year results of a randomized controlled trial comparing patients rehabilitated with immediately loaded maxillary cross-arch fixed dental prosthesis supported by four or six implants placed using guided surgery. Clin Implant Dent Relat Res 2016;18:965–972.

[15] Warreth A, McAleese E, McDonnell P, Slami R, Guray SM. Dental implants and single implant-supported restorations. J Ir Dent Assoc 2013;59:32–43.

[16] Bryington M, De Kok IJ, Thalji G, Cooper LF. Patient selection and treatment planning for implant restorations. Dent Clin North Am 2014;58:193–206.

[17] De Kok IJ, Thalji G, Bryington M, Cooper LF. Radiographic stents: Integrating treatment planning and implant placement. Dent Clin North Am 2014;58:181–192.

[18] Menini M, Pesce P, Bevilacqua M, et al. Effect of framework in an implant-supported full-arch fixed prosthesis: 3D finite element analysis. Int J Prosthodont 2015;28:627–630.

[19] Siadat H, Alikhasi M, Beyabanaki E, Rahimian S. Comparison of different impression techniques when using the All-on-Four implant treatment protocol. Int J Prosthodont 2016;29:265–270.

[20] Michelinakis G. The use of cone beam computed tomography and three dimensional printing technology in the restoration of a maxillectomy patient using a dental implant retained obturator. J Indian Prosthodont Soc 2017;17:406–411.

[21] Faraco FN, Kawakami PY, Mestnik MJ, Ferrari DS, Shibli JA. Effect of anesthetics containing lidocaine and epinephrine on cardiovascular changes during dental implant surgery. J Oral Implantol 2007;33:84–88.

[22] Sánchez-Siles M, Torres-Diez LC, Camacho-Alonso F, Salazar-Sánchez N, Ballester Ferrandis JF. High volume local anesthesia as a postoperative factor of pain and swelling in dental implants. Clin Implant Dent Relat Res 2014;16:429–434.

[23] Valieri MM, de Freitas KM, Valarelli FP, Cançado RH. Comparison of topical and infiltration anesthesia for orthodontic mini-implant placement. Dental Press J Orthod 2014;19:76–83.

[24] Schwamburger NT, Hancock RH, Chong CH, Hartup GR, Vandewalle KS. The rate of adverse events during IV conscious sedation. Gen Dent 2012;60:e341–e344.

[25] Stronczek MJ. Determining the appropriate oral surgery anesthesia modality, setting, and team. Oral Maxillofac Surg Clin North Am 2013;25:357–366.

[26] Dionne RA, Yagiela JA, Coté CJ, et al. Balancing efficacy and safety in the use of oral sedation in dental outpatients. J Am Dent Assoc 2006;137:502–513.

[27] de Almeida Ferreira CE, Martinelli CB, Novaes AB Jr, et al. Effect of maxillary sinus membrane perforation on implant survival rate: A retrospective study. Int J Oral Maxillofac Implants 2017;32:401–407.

[28] Perelli M, Abundo R, Corrente G, Saccone C, Arduino PG. Sinus floor elevation with modified crestal approach and single loaded short implants: A case report with 4 years of follow-up. Case Rep Dent 2017;2017:7829179.

[29] Greenstein G, Cavallaro J, Greenstein B, Tarnow D. Treatment planning implant dentistry with a 2-mm twist drill. Compend Contin Educ Dent 2010;31:126–132.

[30] González-Martín O, Lee EA, Veltri M. CBCT fractal dimension changes at the apex of immediate implants placed using undersized drilling. Clin Oral Implants Res 2012;23:954–957.

[31] Coelho PG, Marin C, Teixeira HS, et al. Biomechanical evaluation of undersized drilling on implant biomechanical stability at early implantation times. J Oral Maxillofac Surg 2013;71:e69–e75.

[32] Jimbo R, Tovar N, Anchieta RB, et al. The combined effects of undersized drilling and implant macrogeometry on bone healing around dental implants: An experimental study. Int J Oral Maxillofac Surg 2014;43:1269–1275.

[33] Al-Dajani M. Recent trends in sinus lift surgery and their clinical implications. Clin Implant Dent Relat Res 2016;18:204–212.

[34] Kao SY, Lui MT, Cheng DH, Chen TW. Lateral trap-door window approach with maxillary sinus membrane lifting for dental implant placement in atrophied edentulous alveolar ridge. J Chin Med Assoc 2015;78:85–88.

[35] Mohamed JB, Alam MN, Singh G, Chandrasekaran SN. Alveolar bone expansion for implant placement in compromised aesthetic zone—Case series. J Clin Diagn Res 2014;8:237–238.

[36] Jha N, Choi EH, Kaushik NK, Ryu JJ. Types of devices used in ridge split procedure for alveolar bone expansion: A systematic review. PLoS One 2017;12:e0180342.

[37] Lahens B, Neiva R, Tovar N, et al. Biomechanical and histologic basis of osseodensification drilling for endosteal implant placement in low density bone. An experimental study in sheep. J Mech Behav Biomed Mater 2016;63:56–65.

[38] Agrawal AA. Evolution, current status and advances in application of platelet concentrate in periodontics and implantology. World J Clin Cases 2017;5:159–171.

[39] Rakic M, Galindo-Moreno P, Monje A, et al. How frequent does peri-implantitis occur? A systematic review and meta-analysis. Clin Oral Investig 2018;22:1805–1816.

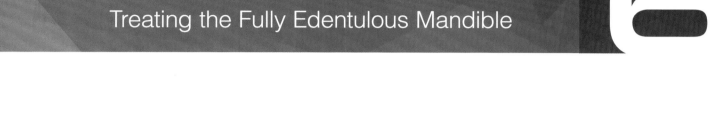

第6章　下颌无牙颌的治疗
Treating the Fully Edentulous Mandible

全牙列种植重建（FAIR）几乎不需要骨增量，全口修复对于因下颌萎缩而面临功能和美学难题的患者是一种非常有吸引力的治疗方法。骨增量手术相关并发症使许多潜在的FAIR患者来寻求这种治疗方法，而无须进行骨增量正是FAIR的优势之一。除此以外，其优势还包括即刻临时修复、更短的恢复时间和更低的费用。通过在下颌斜行植入种植体、直行种植体配合角度基台，FAIR修复方法能够满足更多特殊患者的需求[1-6]。

下颌的FAIR

相对上颌而言，下颌骨的结构和组成使其成为更具吸引力和更有效的全牙列种植重建的部位[7-16]。与上颌相类似，下颌重建的设计是通过一副透明的复制义齿导板（图6-1a）和患者骨的三维（3D）模型（STL格式）来实现的。剩余的牙槽骨对于制作模型、选择合适的种植体、植入位点和角度以及基台连接都至关重要[17-20]（图6-1b）。FAIR方法包含4～6颗种植体，需要大量的术前设计和创造性的手术视角。

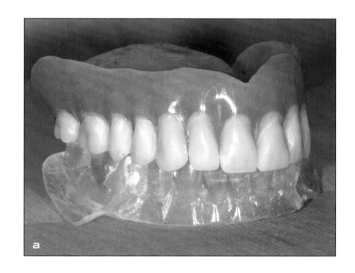

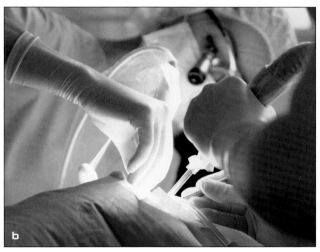

图6-1　（a）进行下颌FAIR流程需要制作一副透明的树脂复制义齿导板。（b）牙科团队对患者的下颌进行术前检查和准备，通过目测观察牙槽骨的剩余量。

病例1

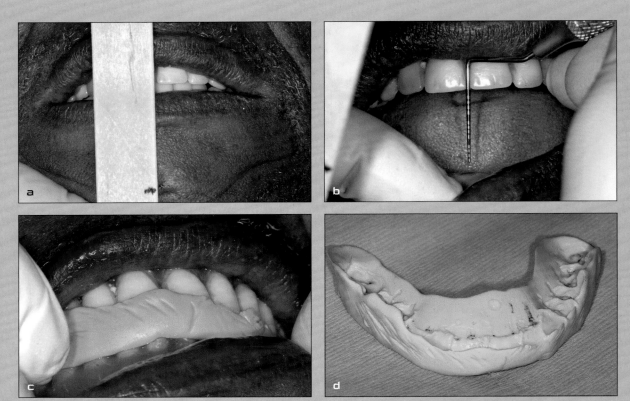

图6-2　病例1。（a和b）术前测量垂直距离，以确保它在手术和义齿正常就位后可复制。（c和d）使用咬合记录材料记录咬合。

术前准备

　　首先由技师或医生制作一副透明的复制义齿导板。为了保证这副义齿能够在术后正确就位，应提前做好标记以确定义齿在口内就位时的垂直距离。标记鼻点与颏点并进行测量（图6-2a和b），利用磨牙后垫以保证下颌义齿就位的准确性。为了获取咬合记录，首先将上颌义齿就位，在咬合面打上咬合记录材料。然后将下颌义齿就位，嘱患者戴着义齿咬合（图6-2c和d）。

　　由于FAIR手术和转换义齿往往持续4小时左右，局部麻醉和患者的舒适是关键[21-23]。利多卡因在5分钟起效后麻醉效果可持续3小时，而丁哌卡因（Pfizer）在30分钟起效后麻醉效果可持续7～12小时。因此，手术时间较长时，可以同时使用这两

种麻药，但要注意与丁哌卡因配合使用时应控制利多卡因的使用剂量。此外，口服镇静剂Halcion（Pfizer）可用于麻醉FAIR患者，而静脉镇静往往费用高昂，且全身麻醉不利于术中获取正确的咬合关系[24-26]。

FAIR手术流程

初始切口和翻瓣

　　切口设计与上颌相似，但不同之处在于，上颌的垂直切口位于后牙区，而下颌则需要在中线处做约7mm的垂直松弛切口。由于大部分远中种植体位于第一前磨牙和第二前磨牙处，因此在双侧第一磨牙间行牙槽嵴顶切口就足够了（图6-3）。在上颌，腭侧通常用于透明义齿复制导板就位，而在下颌，则是磨牙后垫起到这一作用。如果下颌牙槽嵴

病例1

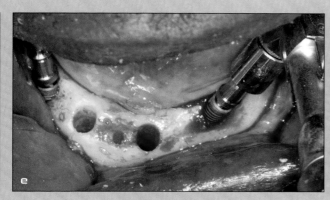
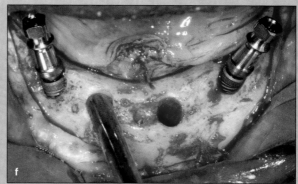
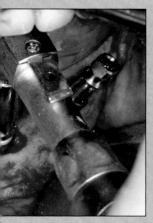
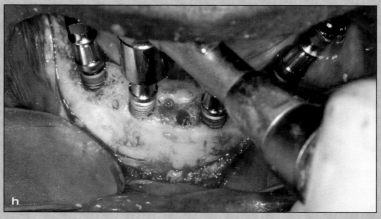

）通过斜行植入种植体增加AP距离。（f和g）植入种植体。（h）种植体扭力上紧至适宜的深度。

适得其

当摆放

进行逐

准备，

认精确

[30-33]。

的种植

螺纹直

获得有

植体直

径小一号的扩孔钻。这种级差预备对下颌的作用并不像对上颌那么重要，因为上颌骨质较软。但临床医生仍然会在下颌种植时采用这一理念来进行骨挤压和提高骨密度。患者的种族、性别、全身状况及口腔状况的差别使每个病例都是特殊的，但是大体而言，在较为致密的牙槽骨中可以少用些级差备洞。

此外，当临床医生进行逐级备洞时，最终钻进入深度短于种植体长度3～4mm，有助于增加种植体的稳定性。当然，对于骨特别软的病例，医生可以选择不使用最终钻，

直接植入种植体。

而另一种与钻针相关的提高种植体初期稳定性的技术是通过反旋钻针的方式来实现骨挤压，但是除非配合使用止动器，否则应用这种技术很难达到正确的备洞深度[34]。此外，由于这种备洞方式伴随着产热较多，可能会影响最终的骨整合效果。最后，如果不考虑牙槽骨的密度，可使用一系列颜色标记的骨扩张器代替钻针来挤压骨并提高骨密度，从而提高种植体植入时的初期稳定性[35-36]。

病例 1

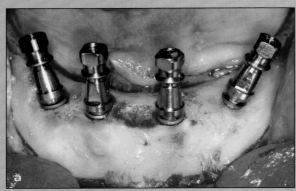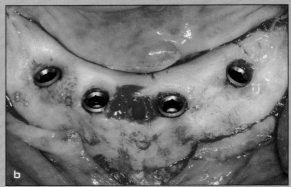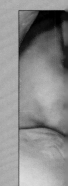

图6-6 病例1（续）。（a和b）远中的2颗斜行种植体的远中冠方部分位于骨下，需要配合进行敞开式去骨，使多基基台就位。

图6-7

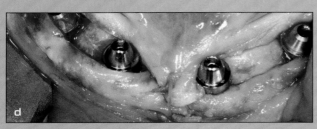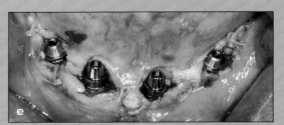

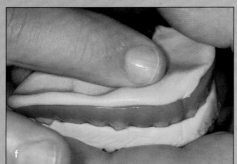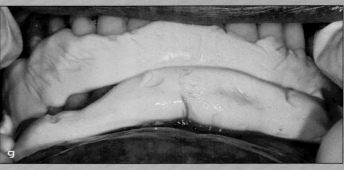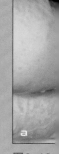

图6-9 病例1（续）。（d和e）围绕着基台进行缝合。（f）将咬合记录材料放入义齿的组织面。（g）将义齿就位，以标记多基基台的位置。

图6-10

尽管FAIR患者经常表现为牙槽骨组织质量不佳，级差预备足以保证种植体的初期稳定性。表面积更大和直径更粗（例如4.7mm）的种植体要优于标准直径的种植体（即3.7~4.2mm）。但是，大直径种植体的备货更为复杂，而且由于需要配套对应型号的基台和额外的器械，使得成本增加。

远中斜行种植体的长度通常为16mm。

种植体植入时有两种选择：颈部近中的螺纹裸露或远中部分则位于骨下（在这种情况下，种植体远中必须进行敞开式去骨，以保证多基基台就位）。为了避免种植体周围炎的发生，临床医生应该选择种植体颈部2mm处为光滑表面或微螺纹表面设计，为种植体与骨组织和软组织接触提供适宜的过渡区域[37]。

基台连

为
时，必
体埋入
骨（图
的最佳1
植体进行

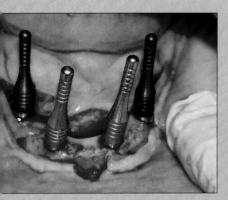

方向指示器判断多基基台的最佳角度。

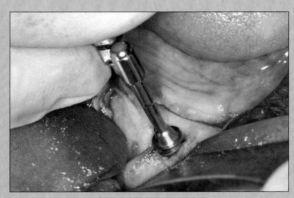

图6-8　使用一次性手柄把持角度基台，并使用六角扳手沿着种植体长轴方向上紧螺丝。

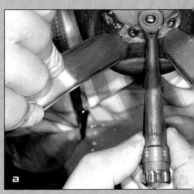

图6-9　病例1（续）。（a和b）使用

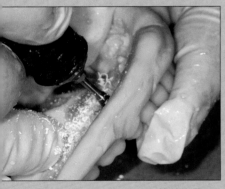

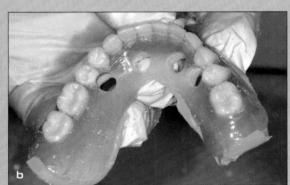

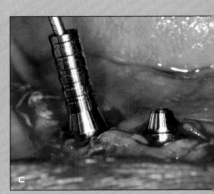

例1（续）。（a和b）标记多基基台位置后，在标记处钻孔，并贯穿咬合记录材料和义齿，以便钛基底粘接到义齿。（c）钛基底就位。（

良好的就位，将种植体埋入骨下同时进行相应的调整，包括对种植下部分的骨组织进行提前敞开式去6）。使用方向指示器判断多基基台度，从而使医生无须将基台连接于种复试错，进而损伤基台（图6-7）。

方向指示器的另一个功能是帮助判断种植体之间角度的微小差异，包括前/后种植体之间角度的不同。种植体的六边形决定了其与基台或修复体之间连接的倾斜或直立状态。适当的袖口高度（通常标准情况下为3mm）对保证修复体相对于软组织的最佳高度以消除间隙非常关键。

使用六角扳手把持并放置直基台。使用

一次性手柄把持角度基台，手制义齿导板槽内穿出，六角体长轴方向上紧螺丝时是倾斜图6-9a～c）。如果基台就位面，需要提前进行敞开式去骨说，过度敞开式去骨和角度调因为对于斜行种植体来说基下。种植体植入扭矩为45～7

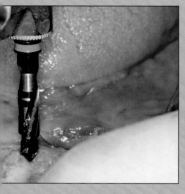
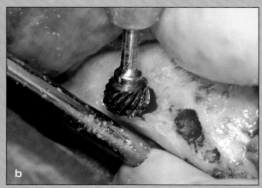
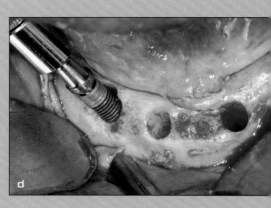

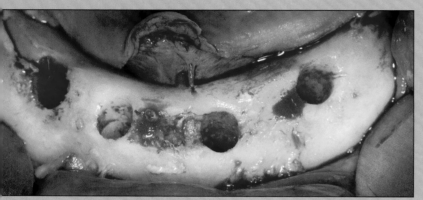

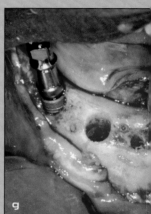

病例1（续）。（a）在距离中线3.5mm处用钻定位。（b）需要对骨嵴顶进行敞
，以利于多基基台就位。（c）下颌已准备好植入种植体。　　　　——→

图6-5　病例1（续）。（d和

下颌中线来确定在何处植入2
在距离中线两侧各3.5mm处
5a），以保证平均分布和
果下颌计划植入超过4颗种植
患者的颌骨解剖情况以及种植
种植体的分布。例如，如果需
植体时，前牙区的1颗种植体
其余2颗则位于中线两侧约

入过程中，医生一定要考虑
、角度和位置问题。如果斜

行种植体颈部的近中平齐骨面而远中位于骨
下时，则需提前在埋入骨下的区域敞开式去
骨，以确保多基基台正确就位（图6-5b）。
当然，在任何时候都应该使斜行种植体位于
下颌神经前袢的前方。在植入种植体时，如
果种植体颈部为微螺纹设计，则可以少量暴
露；如果是粗螺纹设计，则可能大量暴露而
不能用。种植体植入并扭力上紧到适宜深度
（图6-5c～h）。

通过斜行植入种植体增加AP距离，有
助于修复体的稳定和减少修复体的悬臂。但

某些种植系统提供的备洞指南可能
反，因为病例往往要求医生先通过
先锋钻来目测对齐种植体的位置，
级备洞。这些都需要基于充分的术
即在术前实体模型和虚拟模型上
度、种植体直径和植入深度。

级差备洞可以有效提高种植体的
医生可能会倾向深螺纹且自攻性较
体类型，以确保备洞直径小于种植
径，从而有利于获得自攻扭矩。为
效扭矩，种植体厂商通常会设计比

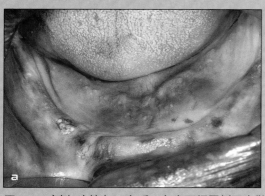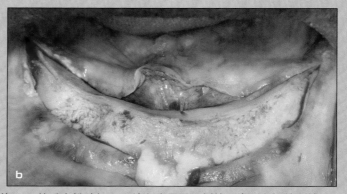

图6-3　病例1（续）。（a和b）在下颌唇侧正中做约7mm的垂直松弛切口，并充分暴露双侧第一磨牙之间的区域。

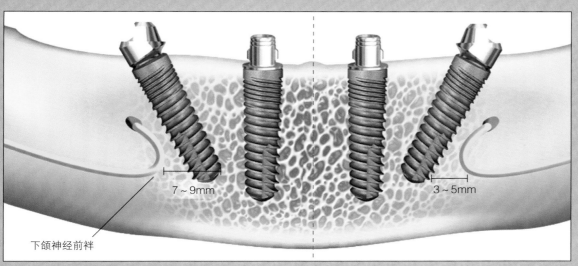

7～9mm

3～5mm

下颌神经前袢

图6-4　在后牙区斜行植入种植体，在前牙区相对直行植入种植体。

图6-5
开式去骨

顶切口过长，则会妨碍义齿的正确就位，如果嵴顶切口不足时也会影响种植体的植入。

为了避免嵴顶软组织塌陷，以及由于血运不足造成的潜在损伤，医生应遵守关于严重萎缩下颌骨的神经血管结构的注意事项[27-29]。仔细的切口设计有助于避免神经损伤、翻瓣后软组织瓣的正确复位以及种植体/基台就位，防止出现缝合间隙。如果有必要，可以使用临时缝合的方法对舌侧瓣（甚至是颊侧瓣）进行牵拉。

翻瓣一经完成，就可以开始降低牙槽骨

高度的步骤。根据透明义齿复制导板，应保证从牙齿切端至骨面至少15mm的空间。必要时，可使用树脂专用磨头进行调磨，确保剩余牙槽骨平台的宽度和形状适宜。

种植体植入

针对远中斜行种植体的备洞，下钻点应刚好位于下颌第一前磨牙至第二前磨牙间颏孔的正上方。尖端应位于下颌神经前袢前3～5mm，具体根据种植体倾斜的角度来定（通常为30°）（图6-4）。

术者根据下颏前部种植体做定位孔（图间距统一。如体，则应根据体直径来调整要植入5颗种将位于中线处7mm处。

在种植体到多基基台就位

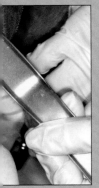
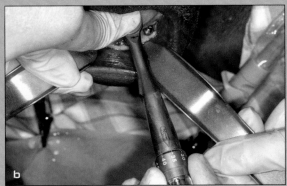
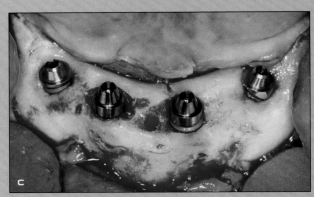

月六角扳手把持并放置直基台。（c）2个角度基台位于后牙区，2个直基台位于前牙区。

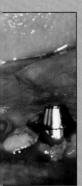
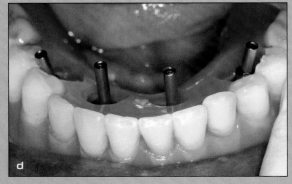

）钛基底从义齿修复体开孔处穿出。

手柄应从透明复
扳手沿着种植
科的（图6-8和
时稍微低于骨
。对于FAIR来
调整非常常见，
台常常位于骨
5Ncm。用带有

手柄和扭力调整的扳手放置多基基台，扭矩
值通常为25～30Ncm。

　　必须测量软组织，以保证多基基台位于
软组织上方1～2mm，并防止后期出现并发
症。一旦基台上紧，可以开始软组织缝合
（图6-9d和e）。在这个阶段可以选择性使
用临时愈合帽。当缝合完成，去除临时愈合
帽，将钛基底就位。此前用于记录咬合的磨

牙后垫，应足以确认义齿是否正确就位（图
6-9f和g）。

义齿就位和固定

　　义齿就位和固定的过程（图6-10）已
在第4章中进行了详细讨论（详见第28～30
页）。图6-11展示了第2个下颌无牙颌的病
例。该病例手术中应用了种植导板。

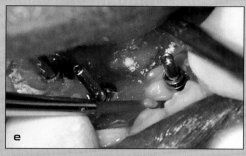
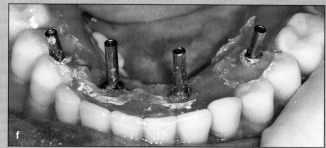
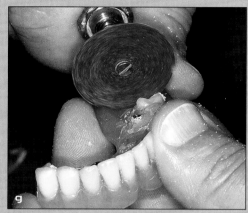
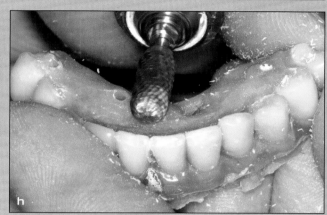
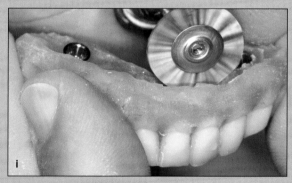
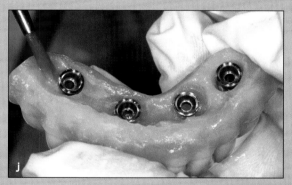

图6-10 病例1（续）。（e和f）将丙烯酸树脂大量地充满义齿开孔处及钛基底周围（包括义齿的组织面），使得义齿与钛基底粘接为一体。（g和h）将义齿远中切断，切断位置位于距离远端钛基底远中1/2至1颗牙齿处。大范围的切割可使用碟形工具；精细的调磨可使用金刚砂钻针。（i）修整义齿腭侧、边缘和翼板。（j）使用丙烯酸树脂填平义齿表面。（k）调整结束，抛光义齿。

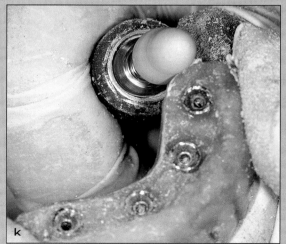

病例1

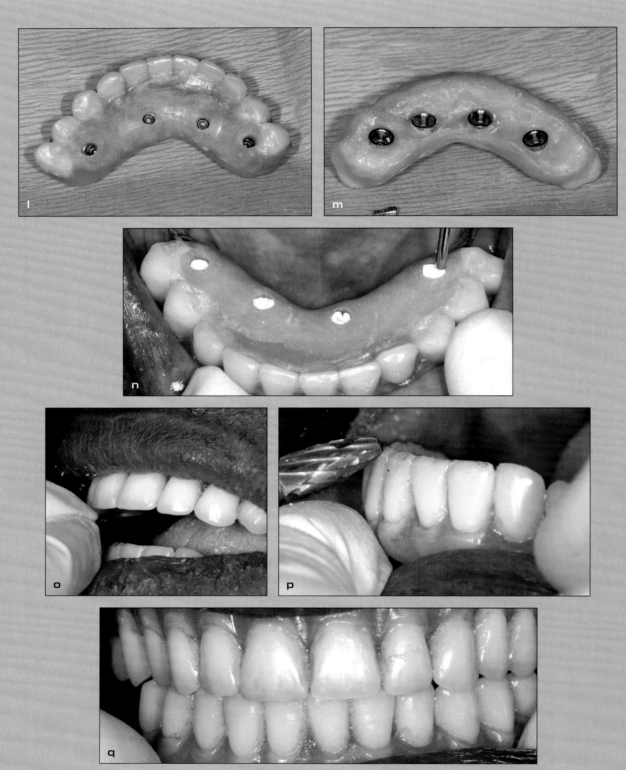

图6-10　病例1（续）。（l和m）临时修复体完成。（n）螺丝孔使用Fermit（Ivoclar Vivadent）或Cavit（3M）封闭。（o和p）使用咬合纸检查咬合，并进行必要的调整。（q）检查患者的咬合和外观。

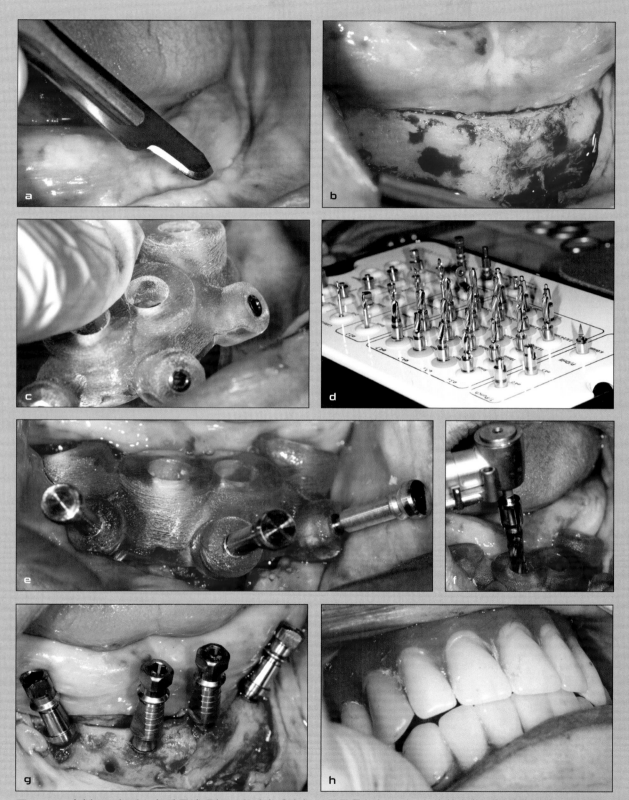

图6-11　病例2。（a和b）采用嵴顶切口和垂直减张切口暴露骨组织。（c）将数字化导板就位。（d）种植导板系统工具盒。（e）插入定位钉以固定导板。（f）导板用于引导钻进行种植体窝洞预备。（g）种植体植入。（h）试戴义齿。

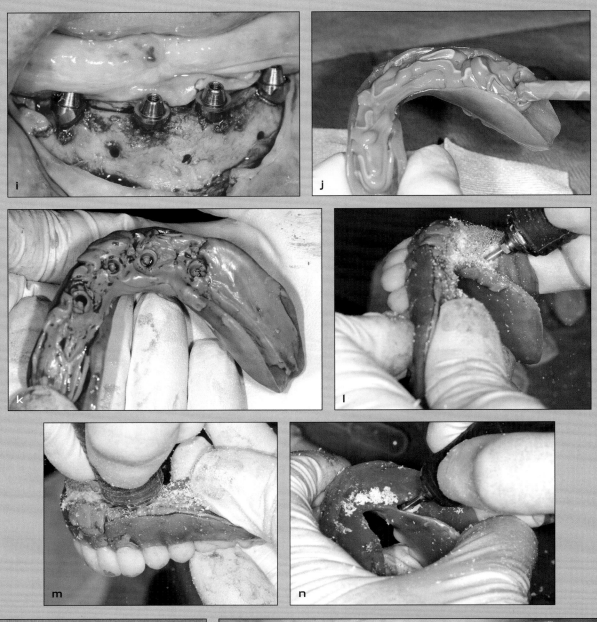

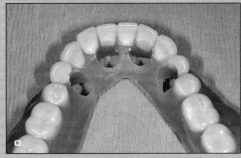

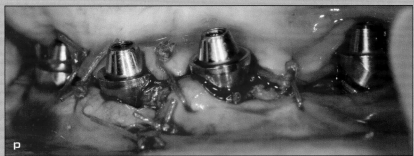

图6-11　病例2（续）。（i）多基台就位。（j）将咬合记录材料放置于义齿组织面，以标记多基台位置。（k和l）在咬合记录标记的多基台位置的义齿上钻孔。（m和n）钻孔后，去除咬合记录，进一步扩大和修整开孔，以配合钛基底拼接。（o）钻孔已完成，修复体准备进行拼接。（p）围绕多基台缝合软组织瓣。

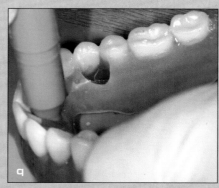

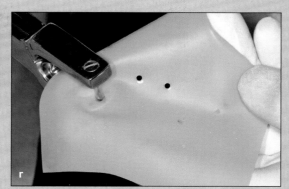

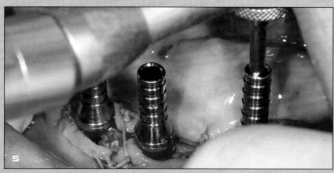

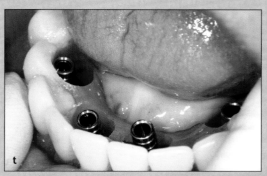

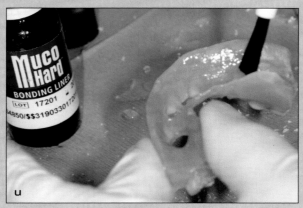

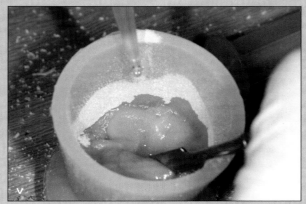

图6-11　病例2（续）。（q和r）在橡皮障上标记开孔的位置，并依次打孔，以对应基台的相应位置。（s）钛基底就位于基台上并旋紧。（t）钛基底应能够轻松地穿过开孔，检查咬合。（u）在修复体与钛基底上使用MucoHard（Parkell）粘接剂。（v）调拌丙烯酸树脂。（w）将GI-Mask（Coltene）放入钛基底孔内，以防止拼接过程中硬质丙烯酸树脂进入。

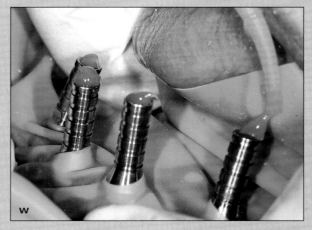

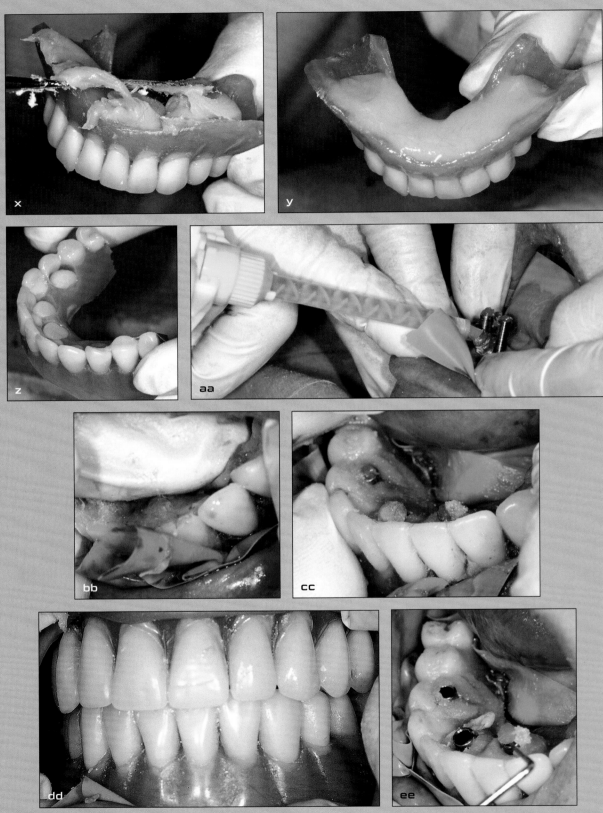

图6-11 病例2（续）。（x~z）将丙烯酸树脂置于义齿组织面以及开孔处。（aa）将MucoHard涂布于基底周围。（bb）将义齿置于橡皮障上方，保证钛基底从孔中穿出。（cc）去除多余的丙烯酸树脂，并使其分布均匀。（dd）检查就位是否正确。（ee）从钛基底孔中去除GI-Mask材料，以暴露螺丝孔。

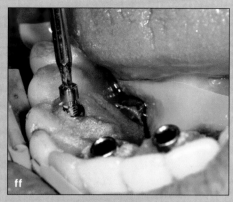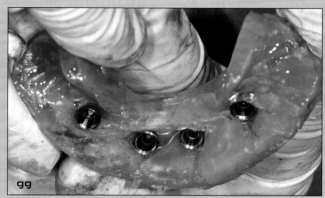

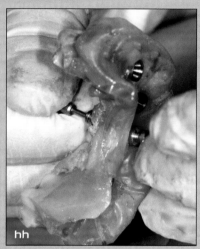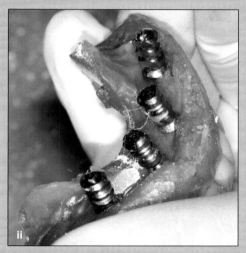

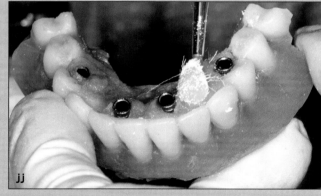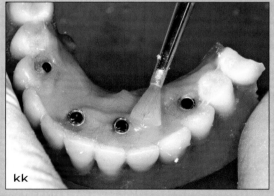

图6-11　病例2（续）。（ff）将修复体卸下并与多基基台分离。（gg）检查义齿。（hh和ii）将种植体替代体连接于钛基底。（jj和kk）充分地涂布丙烯酸树脂以确保钛基底与修复体之间最大限度地粘接。

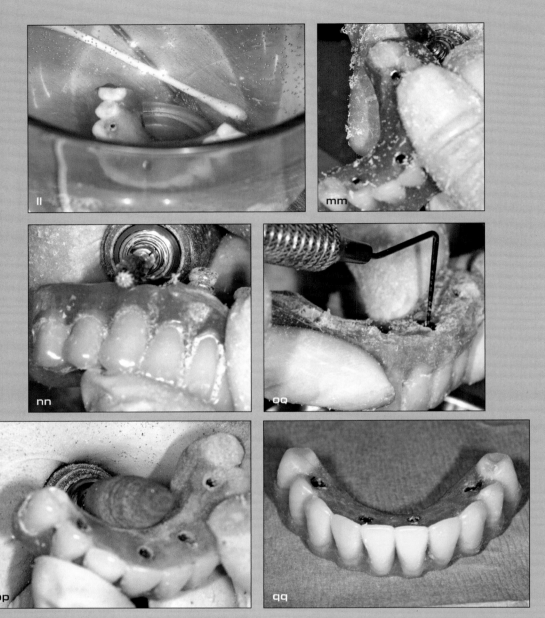

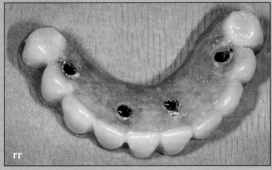

图6-11　病例2（续）。（ll）将修复体放置于热水中。（mm）一旦丙烯酸树脂硬固，对义齿进行修整、调磨和抛光。（nn）对翼板边缘进行调磨。（oo）清理孔洞内的残留异物。（pp）进一步修整、调磨和抛光义齿。（qq和rr）已经修整和抛光得非常好的临时修复体。

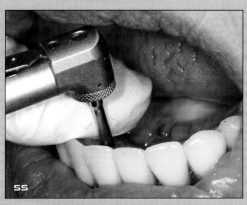
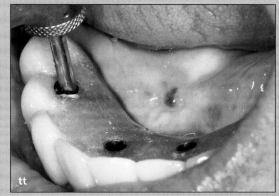
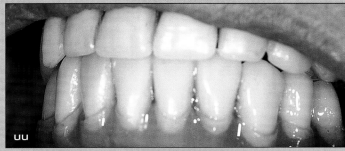
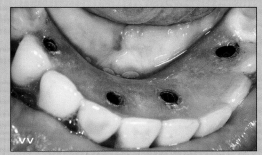
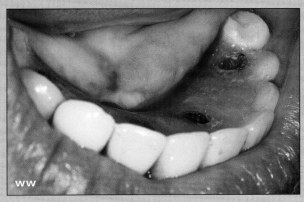
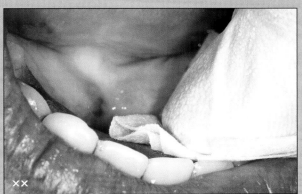

图6-11 病例2（续）。（ss和tt）临时修复体口内就位，并上紧于多基基台上。（uu）检查咬合。（vv～yy）使用Fermit封闭孔洞，去除多余材料，并对其进行光照固化。

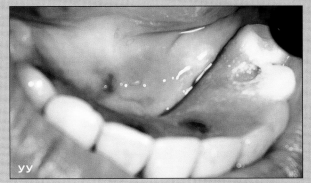

参考文献

[1] Misch CE, Degidi M. Five-year prospective study of immediate/early loading of fixed prostheses in completely edentulous jaws with a bone quality-based implant system. Clin Implant Dent Relat Res 2003;5:17–28.

[2] Babbush CA, Kutsko GT, Brokloff J. The All-on-Four immediate function treatment concept with NobelActive implants: A retrospective study. J Oral Implantol 2011;37:431–445.

[3] Özdemir Doğan D, Polat NT, Polat S, Şeker E, Gül EB. Evaluation of "All-on-Four" concept and alternative designs with 3D finite element analysis method. Clin Implant Dent Relat Res 2014;16:501–510.

[4] Patzelt SB, Bahat O, Reynolds MA, Strub JR. The All-on-Four treatment concept: A systematic review. Clin Implant Dent Relat Res 2014;16:836–855.

[5] Barbosa GA, Bernardes SR, de França DG, das Neves FD, de Mattos Mda G, Ribeiro RF. Stress over implants of one-piece cast frameworks made with different materials. J Craniofac Surg 2016;27:238–241.

[6] Motta M, Monsano R, Velloso GR, et al. Guided surgery in esthetic region. J Craniofac Surg 2016;27:e262–e265.

[7] Ganeles J, Rosenberg MM, Holt RL, Reichman LH. Immediate loading of implants with fixed restorations in the completely edentulous mandible: Report of 27 patients from a private practice. Int J Oral Maxillofac Implants 2001;16:418–426.

[8] Maló P, Rangert B, Nobre M. "All-on-Four" immediate-function concept with Brånemark System implants for completely edentulous mandibles: A retrospective clinical study. Clin Implant Dent Relat Res 2003;5(suppl 1):2–9.

[9] Chiapasco M. Early and immediate restoration and loading of implants in completely edentulous patients. Int J Oral Maxillofac Implants 2004;19(suppl):76–91.

[10] Morton D, Jaffin R, Weber HP. Immediate restoration and loading of dental implants: Clinical considerations and protocols. Int J Oral Maxillofac Implants 2004;19(suppl):103–108.

[11] Gallucci GO, Bernard JP, Bertosa M, Belser UC. Immediate loading with fixed screw-retained provisional restorations in edentulous jaws: The pickup technique. Int J Oral Maxillofac Implants 2004;19:524–533.

[12] Castellon P, Blatz MB, Block MS, Finger IM, Rogers B. Immediate loading of dental implants in the edentulous mandible. J Am Dent Assoc 2004;135:1543–1549.

[13] Capelli M, Zuffetti F, Del Fabbro M, Testori T. Immediate rehabilitation of the completely edentulous jaw with fixed prostheses supported by either upright or tilted implants: A multicenter clinical study. Int J Oral Maxillofac Implants 2007;22:639–644.

[14] Khatami AH, Smith CR. "All-on-Four" immediate function concept and clinical report of treatment of an edentulous mandible with a fixed complete denture and milled titanium framework. J Prosthodont 2008;17:47–51.

[15] Francetti L, Agliardi E, Testori T, Romeo D, Taschieri S, Del Fabbro M. Immediate rehabilitation of the mandible with fixed full prosthesis supported by axial and tilted implants: Interim results of a single cohort prospective study. Clin Implant Dent Relat Res 2008;10:255–263.

[16] Papaspyridakos P, Chen CJ, Chuang SK, Weber HP. Implant loading protocols for edentulous patients with fixed prostheses: A systematic review and meta-analysis. Int J Oral Maxillofac Implants 2014;29(suppl):256–270.

[17] De Kok IJ, Thalji G, Bryington M, Cooper LF. Radiographic stents: Integrating treatment planning and implant placement. Dent Clin North Am 2014;58:181–192.

[18] Bryington M, De Kok IJ, Thalji G, Cooper LF. Patient selection and treatment planning for implant restorations. Dent Clin North Am 2014;58:193–206.

[19] Menini M, Pesce P, Bevilacqua M, et al. Effect of framework in an implant-supported full-arch fixed prosthesis: 3D finite element analysis. Int J Prosthodont 2015;28:627–630.

[20] Siadat H, Alikhasi M, Beyabanaki E, Rahimian S. Comparison of different impression techniques when using the All-on-Four implant treatment protocol. Int J Prosthodont 2016;29:265–270.

[21] Faraco FN, Kawakami PY, Mestnik MJ, Ferrari DS, Shibli JA. Effect of anesthetics containing lidocaine and epinephrine on cardiovascular changes during dental implant surgery. J Oral Implantol 2007;33:84–88.

[22] Sánchez-Siles M, Torres-Diez LC, Camacho-Alonso F, Salazar-Sánchez N, Ballester Ferrandis JF. High volume local anesthesia as a postoperative factor of pain and swelling in dental implants. Clin Implant Dent Relat Res 2014;16:429–434.

[23] Valieri MM, de Freitas KM, Valarelli FP, Cançado RH. Comparison of topical and infiltration anesthesia for orthodontic mini-implant placement. Dental Press J Orthod 2014;19:76–83.

[24] Dionne RA, Yagiela JA, Coté CJ, et al. Balancing efficacy and safety in the use of oral sedation in dental outpatients. J Am Dent Assoc 2006;137:502–513.

[25] Schwamburger NT, Hancock RH, Chong CH, Hartup GR, Vandewalle KS. The rate of adverse events during IV conscious sedation. Gen Dent 2012;60:e341–e344.

[26] Stronczek MJ. Determining the appropriate oral surgery anesthesia modality, setting, and team. Oral Maxillofac Surg Clin North Am 2013;25:357–366.

[27] Greenstein G, Tarnow D. The mental foramen and nerve: Clinical and anatomical factors related to dental implant placement: A literature review. J Periodontol 2006;77:1933–1943.

[28] Tolstunov L. Implant zones of the jaws: Implant location and related success rate. J Oral Implantol 2007;33:211–220.

[29] Greenstein G, Cavallaro J, Tarnow D. Practical application of anatomy for the dental implant surgeon. J Periodontol 2008;79:1833–1846.

[30] Greenstein G, Cavallaro J, Greenstein B, Tarnow D. Treatment planning implant dentistry with a 2-mm twist drill. Compend Contin Educ Dent 2010;31(2):126–128,130,132.

[31] González-Martín O, Lee EA, Veltri M. CBCT fractal dimension changes at the apex of immediate implants placed using undersized drilling. Clin Oral Implants Res 2012;23:954–957.

[32] Coelho PG, Marin C, Teixeira HS, et al. Biomechanical evaluation of undersized drilling on implant biomechanical stability at early implantation times. J Oral Maxillofac Surg 2013;71:e69–e75.

[33] Jimbo R, Tovar N, Anchieta RB, et al. The combined effects of undersized drilling and implant macrogeometry on bone healing around dental implants: An experimental study. Int J Oral Maxillofac Surg 2014;43:1269–1275.

[34] Lahens B, Neiva R, Tovar N, et al. Biomechanical and histologic basis of osseodensification drilling for endosteal implant placement in low density bone. An experimental study in sheep. J Mech Behav Biomed Mater 2016;63:56–65.

[35] Mohamed JB, Alam MN, Singh G, Chandrasekaran SN. Alveolar bone expansion for implant placement in compromised aesthetic zone—Case series. J Clin Diagn Res 2014;8:237–238.

[36] Jha N, Choi EH, Kaushik NK, Ryu JJ. Types of devices used in ridge split procedure for alveolar bone expansion: A systematic review. PLoS One 2017;12:e0180342.

[37] Rakic M, Galindo-Moreno P, Monje A, et al. How frequent does peri-implantitis occur? A systematic review and meta-analysis. Clin Oral Investig 2018;22:1805–1816.

第7章 上颌部分牙列缺失的治疗
Treating the Partially Edentulous Maxilla

全口无牙颌和部分牙列缺失的治疗方法相似，只有几个主要差别。因此，本章的某些部分与第5章相同。本章旨在使读者能够通过后面上颌部分牙列缺失的治疗病例（图7-1）全面复习之前步骤。直到在全牙列种植重建（FAIR）中使用微创种植技术之前，几乎总是需要用骨增量来恢复中度至重度萎缩的部分上颌牙列缺失，这样会增加风险出现的概率。FAIR不仅减少了手术和恢复过程中的不便和风险，而且还减少了医生和患者的时间及成本。但是，只有在医生花时间掌握了复杂的FAIR技术后，才能得到这些益处。例如，修复体的当天负重对患者特别有吸引力，但是这一优势伴随的是斜行种植体植入和角度基台就位的困难。此外，将种植体平行于上颌窦前壁植入通常需要高超的手术技巧和患者上颌骨的光固化成型（STL）模型或计算机导航。幸运的是，许多种植系统都帮助医生确定上颌骨的形态。而FAIR和类似的其他技术都有非常好的短期与长期效果[1-5]。

FAIR的构想

使用FAIR治疗上颌部分牙列缺失是医生提高专业技能的宝贵方法[6-14]。与木工格言"两次测量，一次切割"类似，种植医生应"构想多次，手术一次"[15-17]。除了CT扫描检查以外，临床医生还可以

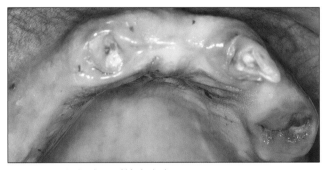

图7-1 上颌部分牙列缺失患者。

使用虚拟三维（3D）计算机断层扫描（CT）STL模型来简化此过程。它还包括在手术之前对患者上颌骨的STL骨模型进行测量并对其进行模拟手术（图7-2）。在牙槽骨量极少的情况下，这种设计尤其重要，选择种植体及其角度和定位非常关键[18-20]。FAIR虽然只涉及4~6颗种植体，感觉上并不似看上去那么复杂，但需要大量的术前设计和外科构想。

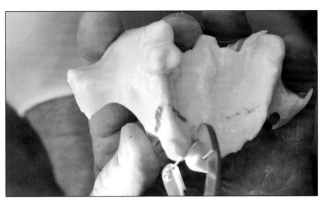

图7-2 基于患者CT扫描的光固化成型（STL）模型。

术前准备

切割透明复制义齿导板（在技工室或椅旁），使前磨牙至另一侧前磨牙区唇侧基托到切缘的距离是15mm（图7-3），这为截骨的量提供了测量依据。义齿后牙区的唇侧基托不磨除；否则义齿可能过度陷入前庭区。

FAIR手术可能非常漫长，尤其是对于牙列缺损患者，因此需要一种独特的麻醉方法让患者感到舒适[21-23]。翻开软组织瓣、拔牙、修整牙槽骨、植入种植体、制作义齿，构成了一个漫长的过程，通常要持续4小时。一般不建议静脉镇静，尽管它可以让患者咬合并听从指令，但由于操作时间长，临床成本可能高得惊人[24]。全身麻醉也不是一个好选择，因为即使患者经鼻插管，也几乎不可能获得正确的咬合，还需要医生控制患者的下颌[25]。

丁哌卡因（例如麻卡因，Pfizer）持续7～12小时，但可能需要多至30分钟才能生效，可与利多卡因同时使用，利多卡因通常仅需5分钟即可起效，但持续2.5～3个小时。这样，如果手术时间很长，利多卡因消散后，丁哌卡因仍可为患者提供必要的舒适感。剂量很重要，如果与利多卡因联合使用，通常可减少丁哌卡因的用量。三唑仑（例如Halcion，Pfizer）是非常好的帮助患者放松的辅助药物[26]。

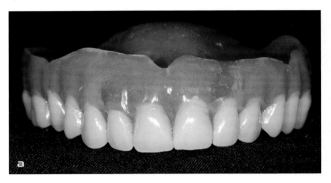

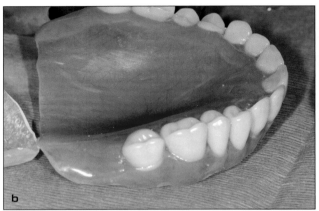

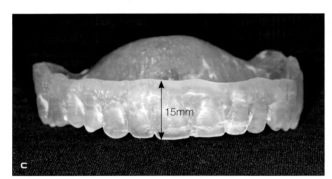

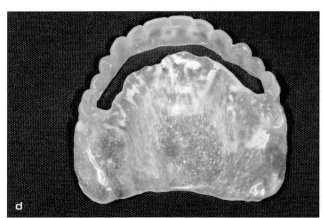

图7-3 （a和b）患者的传统活动义齿。（c和d）在技工室或由医生切割透明复制义齿导板，以校正截骨量和直视下调整多基基台的放置。

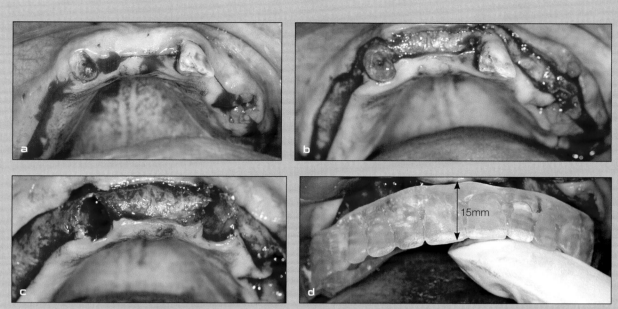

图7-4 病例1。（a~c）在延长切口的远中颊侧做垂直向松弛切口，翻起颊侧和腭侧瓣。（d）透明义齿复制导板，前磨牙到另一侧前磨牙区唇侧磨除基托至15mm，作为截骨导板。

FAIR手术流程

初始切口和翻瓣

麻醉后，手术可以从第一磨牙到另一侧第一磨牙的切口设计开始并围绕现有的牙齿切开。在切口两侧做远中垂直松弛切口并翻开颊侧和腭侧瓣[27]（图7-4a~c）。

使用分离器翻瓣后，医生可以根据透明复制义齿导板降低牙槽骨的高度，以确保从义齿切缘到牙槽骨的间隙为15mm（图7-4d）。可以使用各种工具进行截骨，包括矢状锯、球钻（Conmed）、带小锯片超声外科系统。专家的建议是采用种植机马达和手机，并使用光滑尖端的专用车针来防止腭侧软组织撕裂（图7-4e），同时修整出牙槽嵴的理想外形（图7-4f和g）。

在前牙区植入种植体之前，对上颌窦黏膜和鼻底的位置进行标记非常重要，通常是垂直或略微倾斜，以达到欠理想骨之外可触及的骨。植入远端种植体并使其尖端与梨状缘侧壁固定在一起（图7-4h）。前牙区植入种植体，使尖端与鼻底骨固定在一起。远端种植体的进入点在第一前磨牙和第二前磨牙的中间，基本上遵循上颌窦前壁的路径。如果上颌窦底的软组织穿孔，应终止手术或更改种植体位置[28]，因为可能存在种植体稳定性不足或鼻窦感染的风险。因此，当尝试利用鼻底骨时，上颌窦提升和植骨通常是有利于避免穿孔的。

种植体植入

关于种植体尺寸类型，为了有更好的自攻性，最好使用深螺距螺纹。备洞直径应小于种植体实际直径，以获得自攻的扭力。因此，对于特定的种植体尺寸，谨慎使用小于常规尺寸的钻头，而对于较疏松骨组织则使用更小尺寸的钻头。如果骨密度较

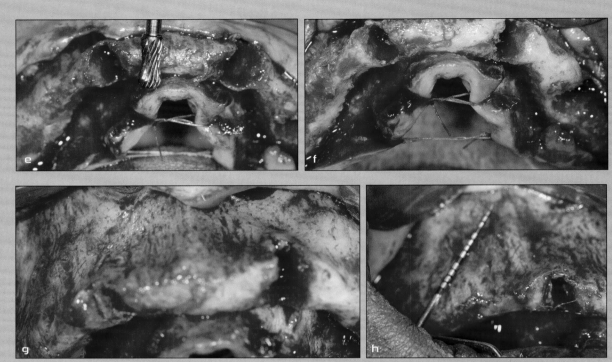

图7-4　病例1（续）。（e~g）去除牙槽骨可以用种植机马达和带专用车针的手机。（h）可以看到右侧远中种植体的倾斜程度。

高，可以使用相同大小的钻头和种植体。在骨密度更高的情况下，可以用颈部成形钻辅助扩孔。每个病例都是不一样的。使用骨扩张器代替辅助的钻头，可以在正常骨和松质骨中获得更大的初期稳定性[16-17]。可以先钻一个2.0mm的孔，然后再用色彩编号的扩张器进行预备，最后植入种植体（图7-5）。扩张器挤压并密质化骨组织。

　　反旋钻头与骨扩张器具有相同的效果，向前推开不切割骨组织。但是，以这种方式挤压骨组织产生的热量会影响骨细胞的完整性，从而可能导致局部骨坏死和骨整合延迟。此外，如果钻头套装不包含止停装置，反旋钻头难以获得正确的预备深度。

　　标准种植体直径通常为3.7~4.2mm。提供最大表面积，但仍被骨组织包绕的种植体应为最佳直径。FAIR病例可用骨的量和质都可能很差，因此尽

管3.7~4.2mm直径是不错的选择，但如果可能的话，4.7mm直径的种植体会更好；特别是部分或全部放入拔牙部位，有助于最大限度地减少拔牙窝间隙。此外，如果将富血小板血浆（PRP）用作生长因子辅助剂，则可以将种植体浸泡在PRP中以强化表面，从而更好、更快地进行骨整合[19]。对于部分牙列缺失的病例，通常会用PRP对拔牙窝进行骨移植。

　　远中种植体一般倾斜大约30°，长度通常为16mm，尖端可以在梨状孔侧缘的皮质骨板中获得固定。斜行植入的远中种植体冠方位置，有两种选择：近中齐平骨面，远中位于骨下；远中齐平，近中突出骨面。因此，要么近中螺纹暴露在外，要么种植体远中颈部在骨下。因此，应选择冠方2mm骨组织或软组织都适用的种植系统，如果将种植体螺纹埋入骨下，它们整合在一起；如果在骨以上可保

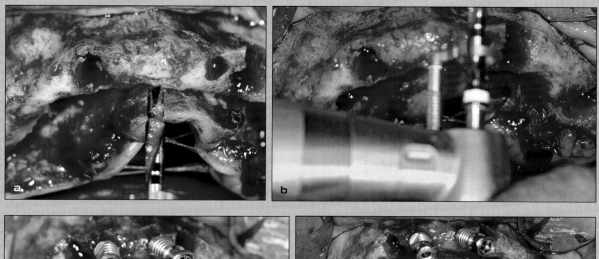

图7-5　病例1（续）。（a~d）可以先钻一个2.0mm的孔，顺序使用色彩编码的2.3mm、3.0mm和3.5mm的扩张器，然后植入种植体。

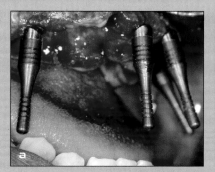

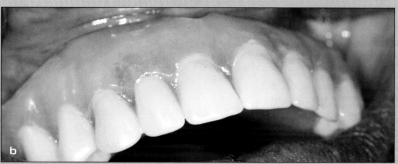

图7-6　病例1（续）。（a）方向指示器用于确定多基基台的最佳角度。（b）完成临时修复体。

持软组织健康，不会导致种植体周围炎[21]。对于严格的FAIR概念，优先选择将远中种植体的远中冠部放在骨下，从而最大限度地减少由于近中螺纹暴露所引起的组织恶化。但是，将种植体远中放在骨下需要过度地去骨，以便修复基台就位。对于上颌部分牙列缺失的患者，近远中向倾斜的种植体通常在后牙区使用，而垂直或颊舌向倾斜的种植体通常在前牙区使用。

基台连接

植入种植体后，将方向指示器卡入种植体，放入透明复制义齿导板，方向指示器应从腭侧沟槽穿出，从而指示最佳修复基台角度。种植体方向指示器提示种植体倾斜大约0°、9°、18°或30°（图7-6a）。基台的袖口高度也很关键。如果太高，修复体位置太靠近龈方。例如组织厚3mm，而基台高

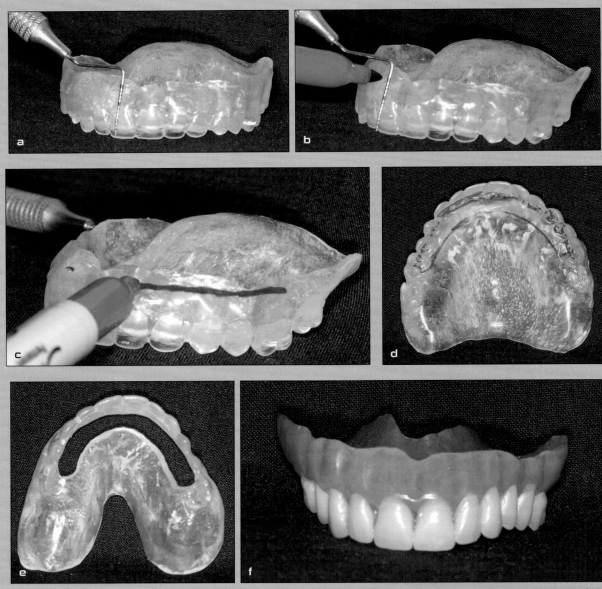

图7-7　病例2。（a~e）测量透明复制义齿导板并进行标记，制作前磨牙到前磨牙区的15mm 基托及用于种植体植入的腭侧沟槽。（f）患者的即刻义齿。如果种植体在植入时具有足够的扭矩，则将其转换为固定的过渡修复体，否则将其作为活动义齿。

度5mm，则修复体与软组织之间将有2mm间隙。因此，临床医生选择与组织厚度一致的袖口高度。理想的高度通常为3mm，但是对于非常厚的组织，可以使用4mm或更高的袖口高度。如果空间不足，则需要短的袖口。但是，从制造商的角度来看，当袖口高度＜3mm时，多基基台强度明显变弱，因此通常不建议这样做。

六角扳手用于携带和放置直基台。倾斜的基台

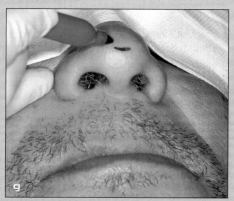
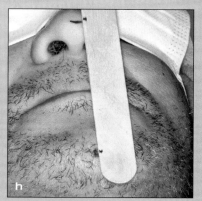
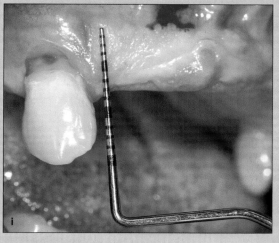
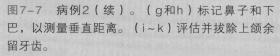
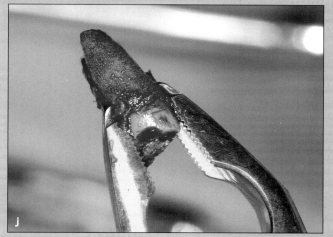

图7-7　病例2（续）。（g和h）标记鼻子和下巴，以测量垂直距离。（i~k）评估并拔除上颌余留牙齿。

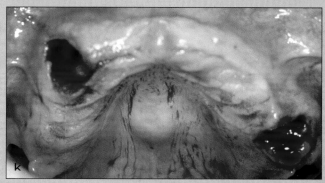

有一次性手柄，可在拧紧时把持。当多基基台正确对齐时，此手柄将从透明义齿复制导板的槽中穿出。在拧紧时，扳手应与种植体相同的倾斜角度。根据不同的种植系统，使用修复体扭矩扳手将多基基台拧紧至25~30Ncm。

修复体就位和固定

　　修复体就位和固定的过程（图7-6b）已在第4章中进行了详细讨论（详见第28~30页）。图7-7展示了第2个牙列缺失的病例。

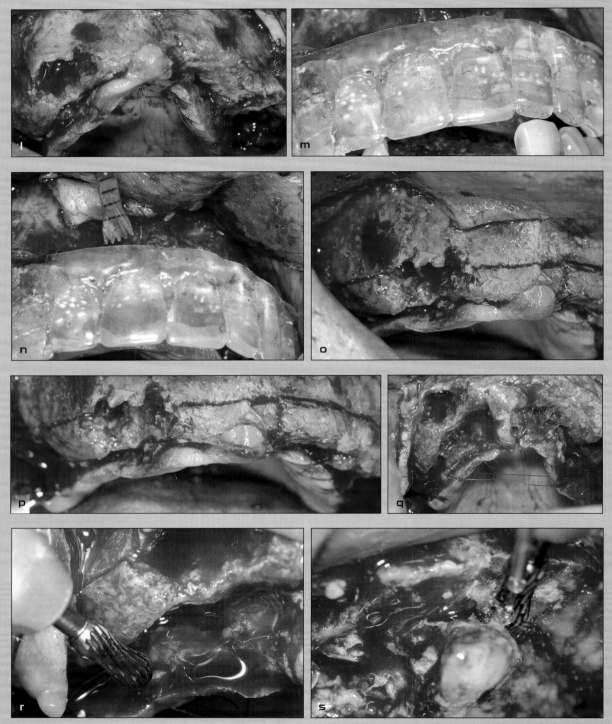

图7-7　病例2（续）。（l）翻瓣暴露骨组织。（m）放置透明义齿复制导板。（n和o）用这个导板对骨组织进行测量并用手术锯进行标记。（p）截除牙槽嵴，以确保颌间至少留有15mm的空间。（q~s）将瓣用临时缝合牵开，并用Implant Vision成形钻使牙槽嵴变光滑。

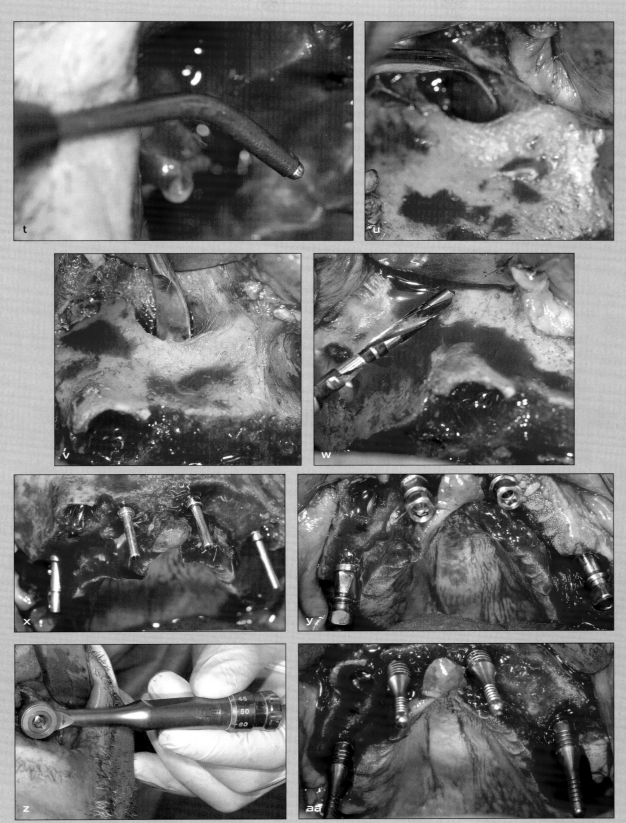

图7-7 病例2（续）。（t）用电刀的电凝模式，烧灼出血区域。（u和v）翻起鼻底黏膜。（w）使用初始钻预备。（x）使用平行针来确定备洞的角度。（y）在后牙区植入2颗斜行种植体，在前牙区植入2颗垂直种植体。（z）种植体的扭矩足以即刻负重。（aa）方向指示器用于确定多基基台的最佳角度。

参考文献

[1] Misch CE, Degidi M. Five-year prospective study of immediate/ early loading of fixed prostheses in completely edentulous jaws with a bone quality-based implant system. Clin Implant Dent Relat Res 2003;5:17–28.

[2] Barbosa GA, Bernardes SR, de França DG, das Neves FD, de Mattos Mda G, Ribeiro RF. Stress over implants of one-piece cast frameworks made with different materials. J Craniofac Surg 2016;27:238–241.

[3] Motta M, Monsano R, Velloso GR, et al. Guided surgery in esthetic region. J Craniofac Surg 2016;27:e262–e265.

[4] Uhlendorf Y, Sartori IA, Melo AC, Uhlendorf J. Changes in lip profile of edentulous patients after placement of maxillary implant-supported fixed prosthesis: Is a wax try-in a reliable diagnostic tool? Int J Oral Maxillofac Implants 2017;32:593–597.

[5] Zoidis P. The All-on-4 modified polyetheretherketone treatment approach: A clinical report. J Prosthet Dent 2017;119:516–521.

[6] Rosén A, Gynther G. Implant treatment without bone grafting in edentulous severely resorbed maxillas: A long-term follow-up study. J Oral Maxillofac Surg 2007;65:1010–1016.

[7] Agliardi EL, Francetti L, Romeo D, Del Fabbro M. Immediate rehabilitation of the edentulous maxilla: Preliminary results of a single-cohort prospective study. Int J Oral Maxillofac Implants 2009;24:887–895.

[8] Maló P, de Araújo Nobre M, Lopes A, Francischone C, Rigolizzo M. "All-on-4" immediate-function concept for completely edentulous maxillae: A clinical report on the medium (3 years) and long-term (5 years) outcomes. Clin Implant Dent Relat Res 2012;14(suppl 1):e139–e150.

[9] Avrampou M, Mericske-Stern R, Blatz MB, Katsoulis J. Virtual implant planning in the edentulous maxilla: Criteria for decision making of prosthesis design. Clin Oral Implants Res 2013;24(suppl A100):152–159.

[10] Agliardi EL, Pozzi A, Stappert CF, Benzi R, Romeo D, Gherlone E. Immediate fixed rehabilitation of the edentulous maxilla: A prospective clinical and radiological study after 3 years of loading. Clin Implant Dent Relat Res 2014;16:292–302.

[11] Cavalli N, Barbaro B, Spasari D, Azzola F, Ciatti A, Francetti L. Tilted implants for full-arch rehabilitations in completely edentulous maxilla: A retrospective study. Int J Dent 2012;2012:180379.

[12] Jensen OT, Cottam JR, Ringeman JL, Graves S, Beatty L, Adams MW. Angled dental implant placement into the vomer/nasal crest of atrophic maxillae for All-on-Four immediate function: A 2-year clinical study of 100 consecutive patients. Int J Oral Maxillofac Implants 2014;29:e30–e35.

[13] Maló P, de Araújo Nobre MA, Lopes AV, Rodrigues R. Immediate loading short implants inserted on low bone quantity for the rehabilitation of the edentulous maxilla using an All-on-4 design.

J Oral Rehabil 2015;42:615–623.

[14] Tallarico M, Meloni SM, Canullo L, Caneva M, Polizzi G. Five-year results of a randomized controlled trial comparing patients rehabilitated with immediately loaded maxillary cross-arch fixed dental prosthesis supported by four or six implants placed using guided surgery. Clin Implant Dent Relat Res 2016;18:965–972.

[15] Warreth A, McAleese E, McDonnell P, Slami R, Guray SM. Dental implants and single implant-supported restorations. J Ir Dent Assoc 2013;59:32–43.

[16] Bryington M, De Kok IJ, Thalji G, Cooper LF. Patient selection and treatment planning for implant restorations. Dent Clin North Am 2014;58:193–206.

[17] De Kok IJ, Thalji G, Bryington M, Cooper LF. Radiographic stents: Integrating treatment planning and implant placement. Dent Clin North Am 2014;58:181–192.

[18] Menini M, Pesce P, Bevilacqua M, et al. Effect of framework in an implant-supported full-arch fixed prosthesis: 3D finite element analysis. Int J Prosthodont 2015;28:627–630.

[19] Siadat H, Alikhasi M, Beyabanaki E, Rahimian S. Comparison of different impression techniques when using the All-on-Four implant treatment protocol. Int J Prosthodont 2016;29:265–270.

[20] Michelinakis G. The use of cone beam computed tomography and three dimensional printing technology in the restoration of a maxillectomy patient using a dental implant retained obturator. J Indian Prosthodont Soc 2017;17:406–411.

[21] Faraco FN, Kawakami PY, Mestnik MJ, Ferrari DS, Shibli JA. Effect of anesthetics containing lidocaine and epinephrine on cardiovascular changes during dental implant surgery. J Oral Implantol 2007;33:84–88.

[22] Sánchez-Siles M, Torres-Diez LC, Camacho-Alonso F, Salazar-Sánchez N, Ballester Ferrandis JF. High volume local anesthesia as a postoperative factor of pain and swelling in dental implants. Clin Implant Dent Relat Res 2014;16:429–434.

[23] Valieri MM, de Freitas KM, Valarelli FP, Cançado RH. Comparison of topical and infiltration anesthesia for orthodontic mini-implant placement. Dental Press J Orthod 2014;19:76–83.

[24] Schwamburger NT, Hancock RH, Chong CH, Hartup GR, Vandewalle KS. The rate of adverse events during IV conscious sedation. Gen Dent 2012;60:e341–e344.

[25] Stronczek MJ. Determining the appropriate oral surgery anesthesia modality, setting, and team. Oral Maxillofac Surg Clin North Am 2013;25:357–366.

[26] Dionne RA, Yagiela JA, Coté CJ, et al. Balancing efficacy and safety in the use of oral sedation in dental outpatients. J Am Dent Assoc 2006;137:502–513.

[27] Capelli M, Zuffetti F, Del Fabbro M, Testori T. Immediate rehabilitation of the completely edentulous jaw with fixed prostheses supported by either upright or tilted implants: A multicenter clinical study. Int J Oral Maxillofac Implants 2007;22:639–644.

[28] Khatami AH, Smith CR. "All-on-Four" immediate function concept and clinical report of treatment of an edentulous mandible with a fixed complete denture and milled titanium framework. J Prosthodont 2008;17:47–51.

第8章 下颌部分牙列缺失的治疗
Treating the Partially Edentulous Mandible

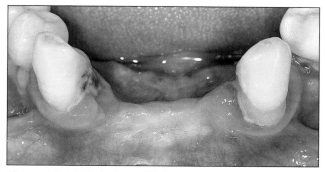

8

对于下颌萎缩的无牙颌患者，包含完全和部分牙列缺失，都存在功能和美学挑战。此时全牙列种植重建（FAIR）是一个有吸引力的选择。对于部分牙列缺失的患者（图8-1），骨增量可能是治疗方案的一部分，因为在全牙列修复体安装之前通常需要多次拔牙。

　　无论是对牙槽窝简单地清洁并覆盖、植骨或者是作为FAIR方案的4～6个种植位点之一，通常都需要对拔牙窝进行重建。这种类型的骨增量并发症相对少，很少影响患者未来的牙齿修复（尤其是考虑到全牙列种植重建的其他优点，例如恢复时间短和成本降低）[1-10]。为部分牙列缺损患者准备FAIR方案会遇到多个挑战[11-14]。因此，医生要掌握更加高超的斜行种植体植入技术和轴向种植体连接基台的技术，并且用专为无牙颌设计的种植系统来实现[15-20]。

下颌的FAIR：部分牙列缺失的特殊考虑

　　对于全牙列重建，下颌骨的结构是非常有吸引力的，但部分牙列缺损患者会有新鲜的拔牙窝需要医生处理[21-30]。为了完成FAIR程序，这些拔牙窝可能会作为植入位点。于是，医生从患者的血液中抽取富集血小板血浆（PRP）水合同种异体冻干

图8-1　患者下颌部分牙列缺失。

骨颗粒（FDBA）用于拔牙位点的骨移植[31-33]（图8-2）。PRP膜、PRP水合骨和胶黏骨（自体纤维蛋白胶和骨移植物的混合物）可能是拔牙窝愈合治疗的一部分[34]（表8-1）。

　　在拔除下颌骨余留牙齿时，使用双侧阻滞麻醉而不是浸润麻醉（好像简单地植入种植体）。拔出牙齿后，可以使用球钻（8号硬质合金）或带有圆形金刚石尖端的超声骨刀清洁拔牙窝[35]。如果需要对下颌骨进行修整，最好使用1∶1外科手机（而不是通常的20∶1减速种植手机），车针的速度为40000r/min。

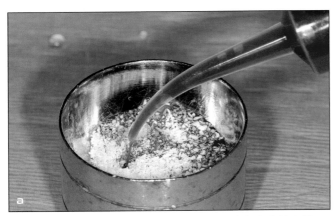 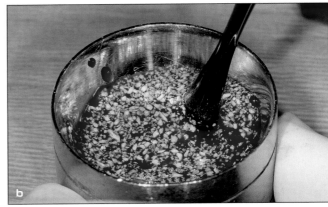

图8-2　（a和b）将FDBA颗粒与从患者自体血液中抽取的PRP液体水合，用于拔牙窝植骨。

表8-1 不同自体血浓缩液的性能		
材料	**测试管**	**用途**
PRP液（PRP-L）	真空抗凝塑料试管	· 水合物颗粒移植材料 · 水合多孔块状移植物 · 水合胶原蛋白膜屏障 · 放入种植体截骨术
PRP凝胶（PRP-G）	真空玻璃试管	· 嵴顶入路上颌窦植骨 · 拔牙窝植骨
PRP膜（PRP-M）	真空玻璃试管	· 覆盖拔牙窝移植物 · 覆盖上颌窦移植物 · 放置在窦膜撕裂处 · 覆盖块状移植物 · 用于软组织移植过程中 · 放在结缔组织移植供区 · 放在愈合基台上再连接种植体
PRP渗出液（PRP-E）	真空玻璃试管	· 水合微粒移植材料 · 水合胶原蛋白膜屏障
PRP塞	真空玻璃试管	· 拔牙窝植骨
胶状骨	真空玻璃试管	· 采用固定螺丝或钛网进行牙槽嵴植骨 · 拔牙窝植骨 · 上颌窦植骨 · 牙槽嵴扩增植骨

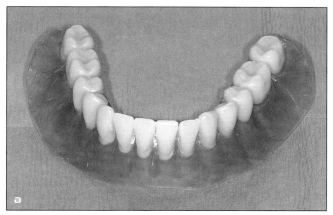
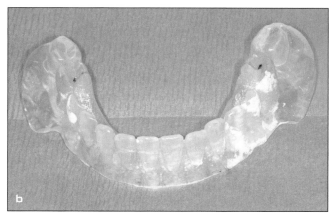

图8-3 （a）患者的义齿。（b）透明复制义齿导板。

术前准备

确定垂直距离，医生在鼻子和颏部做标记，并使用腭部或磨牙后垫来评估两个牙弓的咬合情况。然后，医生通过戴入上、下颌义齿获得咬合记录。牙槽骨的剩余骨量决定了种植体的选择、位置、角度和基台连接[36-39]。技工室或牙科诊所可以制作透明复制义齿导板，以辅助种植体的定位。如果技工室没有提供透明复制义齿导板（图8-3），则可以使用下颌义齿和义齿复制工具套装（Lang Dental）简单制作，所用材料是藻酸盐和分离剂。

FAIR手术要求密切注意患者的麻醉和舒适感受[40-42]。利多卡因可与丁哌卡因（麻卡因，Pfizer）结合使用，尽管丁哌卡因需要调整用量，但仍可短期和长期为患者提供舒适感。三唑仑（Halcion, Pfizer）是一种可行的口服镇静剂，而静脉镇静通常成本高昂，全身麻醉则无法进行正确的咬合测量[43-45]。

FAIR手术流程

初始切口和翻瓣

临床医生在中线区域做一个垂直松弛切口，然后进行嵴顶切口，暴露第一磨牙到另一侧第一磨牙区的牙槽嵴。这种切口设计非常适合将远端倾斜的种植体植入在第一前磨牙至第二前磨牙部位。切口太短会妨碍正确植入种植体，而切口太长会妨碍义齿在磨牙后垫上正确就位（图8-4）。

临床医生必须遵守萎缩性下颌骨神经和血管的预防保护措施，以避免嵴顶区软组织塌陷[46-48]。精心的切口设计可防止神经损伤和种植体/基台放置时的缝合间隙。翻瓣后，拔除余留牙齿，使用透明复制义齿导板进行截骨，保证从义齿的切缘到骨面最小间隙为15mm。放射线片或计算机断层扫描（CT）可指导截骨。剩余骨保留足够的骨宽度，并使用专用车针修整骨嵴至理想形状（图8-5和图8-6a）。

病
例
1

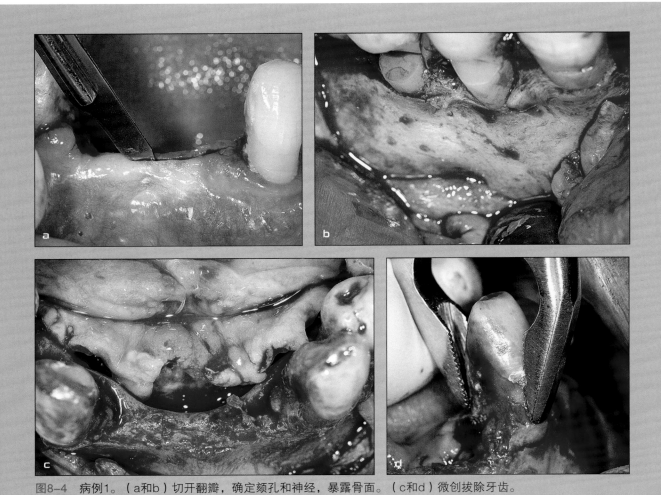

图8-4　病例1。（a和b）切开翻瓣，确定颏孔和神经，暴露骨面。（c和d）微创拔除牙齿。

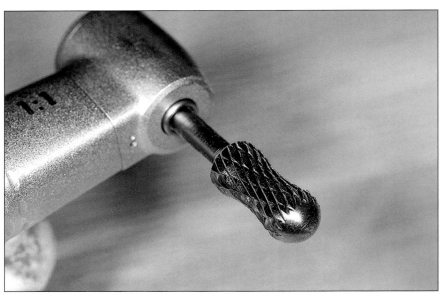

图8-5　专用车针修整牙槽嵴形状。

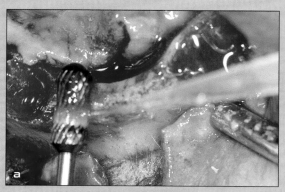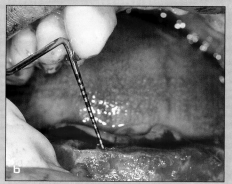

图8-6　病例1（续）。（a）根据透明复制义齿导板，用专用截骨车针进行牙槽嵴修整。（b）检查第一个斜行种植体定位孔的轨迹。

种植体植入

对于后牙区斜行种植体的植入，医生应着眼于第一前磨牙或第二前磨牙的区域，正好位于颏孔上方的位置开始备洞（图8-6b）。医生应将种植体的根尖定位在下颌神经前袢之前3～5mm，这通常要求种植体倾斜约30°。

医生定位下颌骨的中线，在中线两侧大约3.5mm处钻出种植体的定位孔，以帮助引导和植入2颗前牙区种植体。这种做法允许均匀地分布和间距统一以及种植体边缘之间有充足的空间，以保持种植体间的牙槽骨并尽量减少种植体周围炎的可能性（图8-7a）。如果使用4颗以上的种植体，医生必须调整间距。如果在前牙区域使用3颗种植体，则将1颗放置在中线，将另外2颗放置在中线的每侧7mm处。

在放置种植体之前，必须为多基基台的就位留出空间。当远中斜行种植体的近中颈部与骨面齐平，远中颈部在骨面下时，必须过度去骨让基台就位。种植体的大螺纹不应裸露，但如果斜行种植体远中颈部与骨面齐平，近中颈部暴露，则可以露出微螺纹。斜行种植体会增加AP距离，在许多情况下，医生应减少对种植导板的依赖，而应更多地依靠通过序列钻头定位、直视下对齐种植体，以及根据物理和虚拟病例模型检查其准确性、直径和深度（图8-7b～f）。

深螺纹种植体确保自攻进入窝洞和高初期稳定性。放置种植体之前，稳定性可以通过颈部成形钻（利于多单位基台就位）、减少3～4mm备洞深度[49-52]，甚至省去最终的钻、来使种植体扭矩最大化。一般情况下，反旋钻针和/或使用色彩标记的骨扩张器可以替代序列钻，以增强种植体植入的稳定性[53-55]。另一种稳定技术是使用表面积更大和直径更大的种植体（例如，直径为4.7mm的种植体代替标准的3.7～4.2mm直径）。种植体应以45～75Ncm的扭矩上紧到位。医生应注意，由于手术中修复部分所需的平台和基台的数量增多，因此更多种植体会增加复杂程度和成本。

病例
1

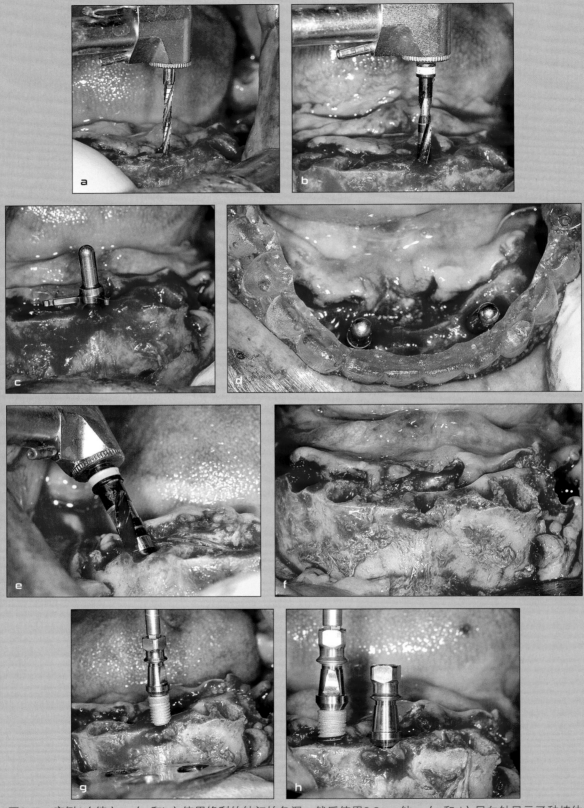

图8-7　病例1（续）。（a和b）使用锋利的钻初始备洞，然后使用2.0mm钻。（c和d）导向针显示了种植体在牙弓的位置，穿过透明义齿复制导板沟槽。（e和f）继续用更大直径的钻备洞并植入种植体。（g）植入第1颗前牙区种植体。（h）植入第2颗前牙区种植体。

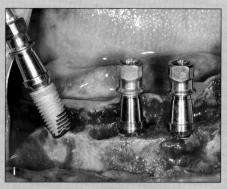
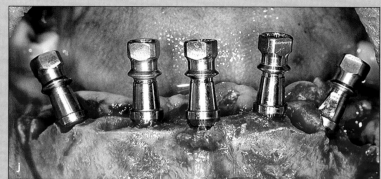
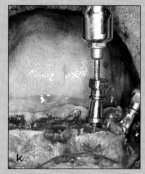
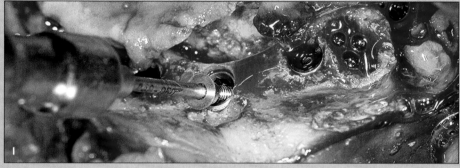

图8-7 病例1（续）。（i~l）植入远中（斜行）种植体。在这个病例中，植入第5颗种植体。但是，它将不被使用，放置覆盖螺丝将其埋入。

尽管下颌骨只有10mm高，由于角度，斜行种植体通常长13~16mm也可以固定。在某些情况下，前牙区有植入3颗种植体的空间，允许医生将其中1颗埋入以备有种植体失败时使用（图8-7g~l）。如前所述，斜行种植体植入的选择是暴露近中或埋入远中部分。如果种植体颈部2mm处有非粗糙、激光蚀刻或微螺纹、适合骨和软组织接触的过渡区域，则可以预防种植体周围炎，从而使医生可以有两个选项。采用全牙列种植重建方案时，建议尽可能将所有螺纹都埋入骨组织中[56]。

在下颌骨中，先在前牙区植入种植体，再在后牙区植入种植体，然后拔牙窝植骨（注意在上颌骨中，先植入后牙区种植体，再植入前牙区种植体）。在下颌部分牙列缺失中，埋入或暴露种植体螺纹的意义更大。这种情况下，将种植体植入拔牙窝时，妥协性螺纹暴露是常见的，因此保存骨组织至关重要。如前所述，仅在必要时才露出微螺纹，绝不露出大螺纹；如果种植体其中一部分放置在骨下，必须扩骨。临床医生应使用方向指示器来确定最佳的种植体角度和位置。根据需要可能会有更多的骨轮廓修整。

冻干骨应水化，最好用过饱和的PRP（图8-2）进行水化，以确保完全水合，多余的部分用纱布清除（图8-8）。如果临床医生在基台就位时遇到麻烦，可以进一步扩开骨组织，但要小心，以免损坏种植体的颈部。将覆盖螺钉放置在将要埋入的种植体上，然后添加移植材料。

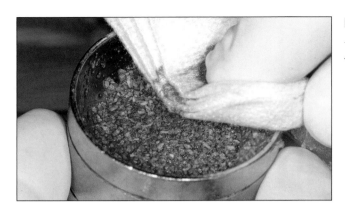

图8-8　冻干的骨必须与PRP水合1～2小时，或者通过过饱和与PRP快速混合，然后用纱布去除多余PRP。不建议长时间水化，因此推荐使用后一种方法。

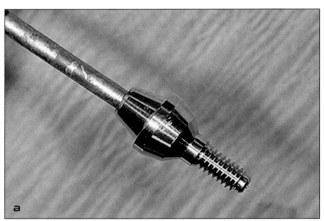 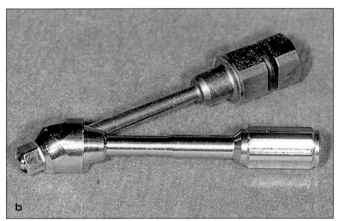

图8-9　（a）前牙区种植体使用直基台。（b）斜行种植体使用的角度基台。

基台连接

通过使用方向指示器不仅可以验证扩孔路径，还可以确定基台的角度和可能的组织厚度，医生可以避免反复插入基台而导致损坏。方向指示器可帮助确定前牙/后牙区种植体之间角度的细微差异，以及透明复制义齿导板沟槽与种植体之间的关系。适当的基台袖口高度（通常为2～5mm）也很重要，因为它可以消除修复体与牙龈组织之间的间隙。

直基台用六角扳手作为携带体，并以25～30Ncm上紧到位。对于角度基台，使用一次性手柄，扳手从侧面进入（图8-9和图8-10a，b）。手柄应从透明复制义齿导板的槽中伸出，并在拧紧基台时用来把持。一旦将基台拧紧到位，就将手柄丢弃。充分去骨很重要，因为过多的骨会阻止基台就位于骨下的种植体。缝合前，应拔牙窝植骨并将其压紧（图8-10c～f）。

修复体就位和固定

修复体就位和固定的过程（图8-11）已在第4章中进行了详细讨论（详见第28～30页）。图8-12展示了第2个牙列缺损的病例。

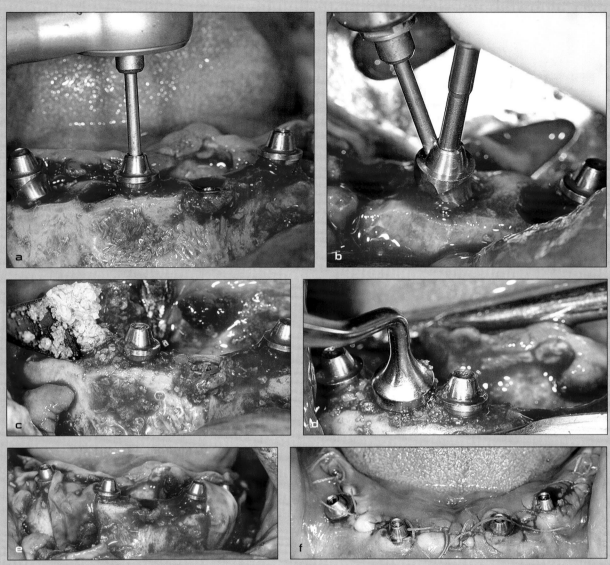

图8-10 病例1（续）。（a）六角扳手固定和放置直基台。（b）用一次性手柄把持角度基台，六角扳手沿种植体的长轴拧紧固位螺丝。（c~f）拔牙窝植骨并压紧，缝合前用PRP膜覆盖。

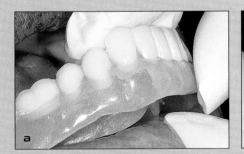
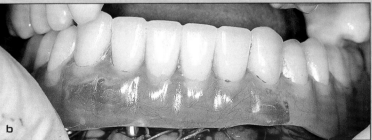

图8-11 病例1（续）。（a和b）试戴即刻临时义齿，并检查咬合和垂直距离。

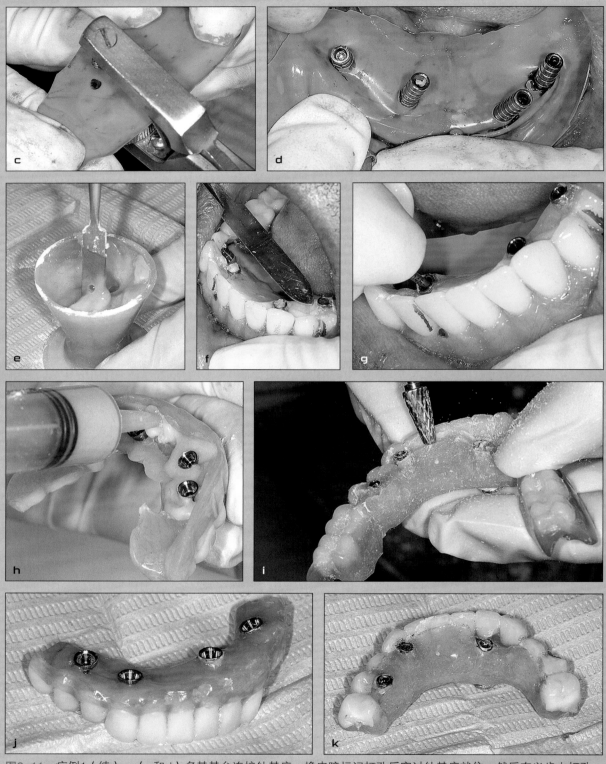

图8-11　病例1（续）。（c和d）多基基台连接钛基底、橡皮障标记打孔后穿过钛基底就位。然后在义齿上打孔，让钛基底伸出。（e）混合丙烯酸树脂。（f和g）将丙烯酸树脂放在钛基底周围和义齿凹面处。（h）丙烯酸树脂凝固后，松开钛基底固定螺丝，将整个义齿从口中取出。丙烯酸进一步充分地添加到义齿（两侧倒凹）上，使义齿彻底、完全地粘接到钛基底上。（i）将钛基底切成与义齿齐平，调磨义齿。（j和k）调改每侧临时螺丝固位修复体的悬臂大约1颗牙齿的长度；底面只有小凹面或最好是平的。　　　　　　　　　　　　　→

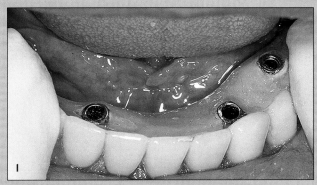
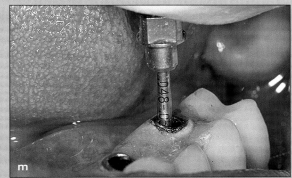
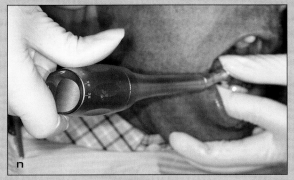
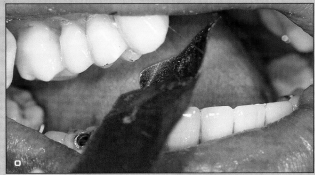

图8-11　病例1（续）。（l～n）安装修复体，15Ncm拧紧螺丝。（o）从对侧最远端的种植体开始检查咬合是否平衡。每侧修复体远中到远端种植体之间必须保证1～2mm的咬合无接触。（p）钛基底用Fermit-N（Ivoclar Vivadent）封口，然后进行光固化。（q）FAIR临时修复体的最终效果。

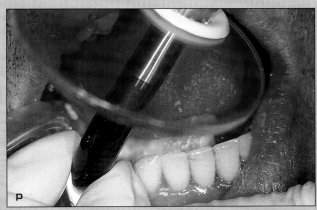
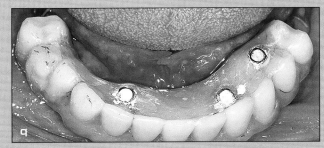

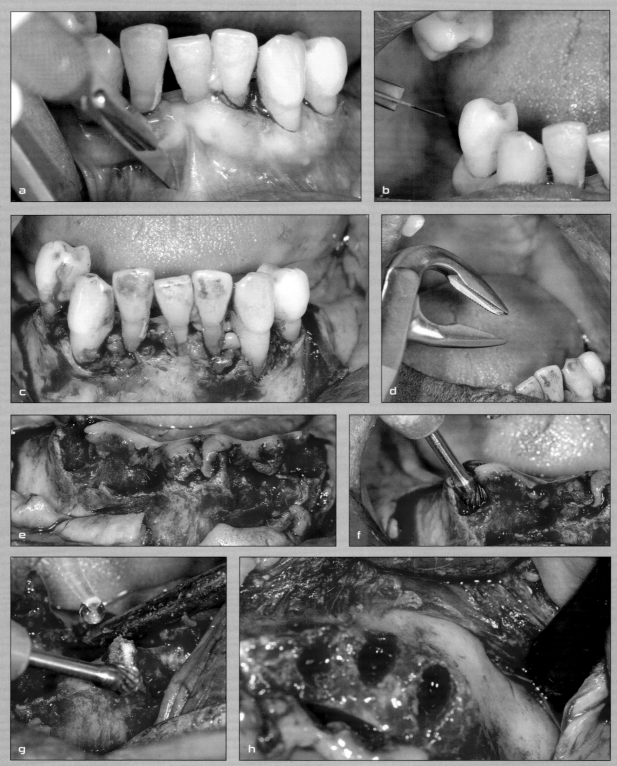

图8-12　病例2。（a和b）在中线做一个长约10mm垂直松弛切口，以松解组织瓣，并沿牙颈部做一个内环形切口。（c~e）微创拔除余留牙齿。（f）使用球钻清洁拔牙窝。（g）修整牙槽嵴轮廓，必要时去骨。（h）充分翻瓣，直视双侧颏孔。　　　　　　　　　　　　　　　　　　　　　　　　　　　　→

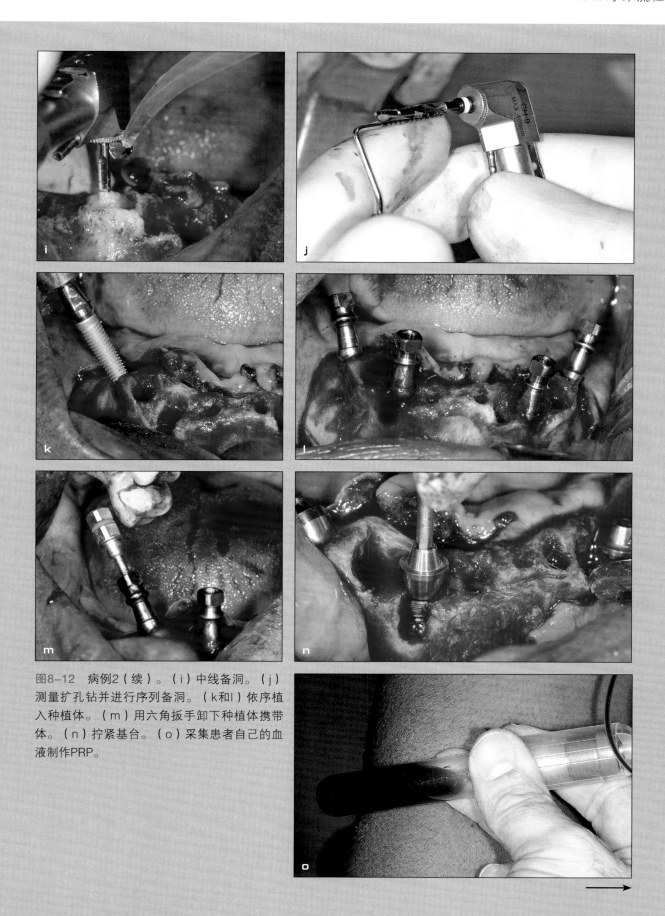

图8-12　病例2（续）。（i）中线备洞。（j）测量扩孔钻并进行序列备洞。（k和l）依序植入种植体。（m）用六角扳手卸下种植体携带体。（n）拧紧基台。（o）采集患者自己的血液制作PRP。

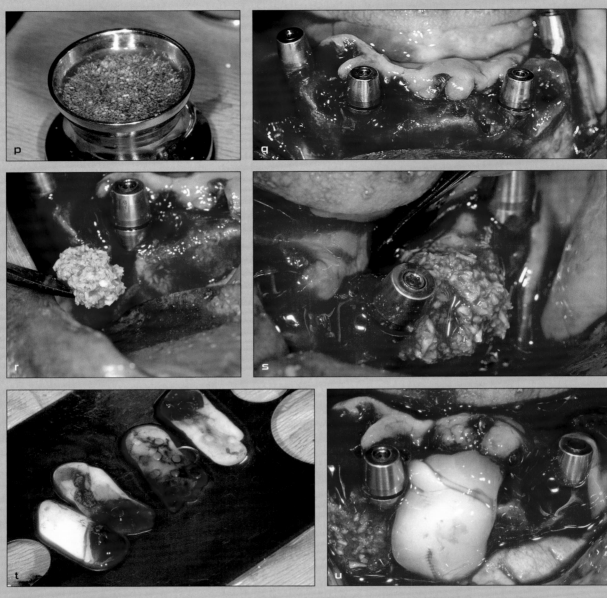

图8-12　病例2（续）。（p）将FDBA与PRP渗出液水合。（q）放置愈合基台。（r和s）水合的FDBA塞入拔牙窝中。（t和u）PRP膜覆盖在植骨部位上。（v）缝合创口。

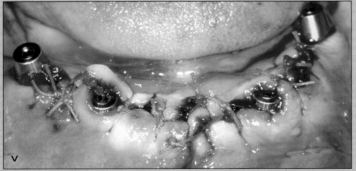

结论

FAIR的医生使用各种经过良好测试的种植体系统，满足了中、重度牙周疾病伴骨丧失的下颌部分牙列缺失患者对恢复功能和美观的需求。骨增量和其他修复方法是FAIR治疗的基本要素，因为在全牙列种植和临时修复之前需要多次拔牙。拔牙窝的重建通常涉及将这些拔牙窝转换为4～6个直的或倾斜的种植位点中的1个或多个。尽管如此，这些挑战通常是可以控制的，有助于减少成本和缩短愈合时间，同时降低并发症。

参考文献

[1] Chen ST, Wilson TG Jr, Hämmerle CH. Immediate or early placement of implants following tooth extraction: Review of biologic basis, clinical procedures, and outcomes. Int J Oral Maxillofac Implants 2004;19(suppl):12–25.

[2] John V, De Poi R, Blanchard S. Socket preservation as a precursor of future implant placement: Review of the literature and case reports. Compend Contin Educ Dent 2007;28:646–653.

[3] Petrungaro PS. An update on implant placement and provisionalization in extraction, edentulous, and sinus-grafted sites. A clinical report on 3200 sites over 8 years. Compend Contin Educ Dent 2008;29(5):288–300.

[4] Vignoletti F, Matesanz P, Rodrigo D, Figuero E, Martin C, Sanz M. Surgical protocols for ridge preservation after tooth extraction. A systematic review. Clin Oral Implants Res 2012;23(suppl 5):22–38.

[5] Ormianer Z, Piek D, Livne S, et al. Retrospective clinical evaluation of tapered implants: 10-year follow-up of delayed and immediate placement of maxillary implants. Implant Dent 2012;21:350–356.

[6] Horowitz R, Holtzclaw D, Rosen PS. A review on alveolar ridge preservation following tooth extraction. J Evid Based Dent Pract 2012;12(3 suppl):149–160.

[7] Santos PL, Gulinelli JL, Telles Cda S, et al. Bone substitutes for peri-implant defects of postextraction implants. Int J Biomater 2013;2013:307136.

[8] Sanz M, Donos N, Alcoforado G, et al. Therapeutic concepts and methods for improving dental implant outcomes. Summary and consensus statements. The 4th EAO Consensus Conference 2015. Clin Oral Implants Res 2015;26(suppl 11):202–206.

[9] Peron C, Javed F, Romanos GE. Immediate loading of tantalum-based implants in fresh extraction sockets in patient with sjogren syndrome: A case report and literature review. Implant Dent 2017;26:634–638.

[10] Velasco-Ortega E, Wojtovicz E, España-Lopez A, et al. Survival rates and bone loss after immediate loading of implants in fresh extraction sockets (single gaps). A clinical prospective study with 4 year follow-up. Med Oral Patol Oral Cir Bucal 2018;23:e230–e236.

[11] Artzi Z, Kohen J, Carmeli G, Karmon B, Lor A, Ormianer Z. The efficacy of full-arch immediately restored implant-supported reconstructions in extraction and healed sites: A 36-month retrospective evaluation. Int J Oral Maxillofac Implants 2010;25:329–335.

[12] Covani U, Orlando B, D'Ambrosio A, Sabattini VB, Barone A. Immediate rehabilitation of completely edentulous jaws with fixed prostheses supported by implants placed into fresh extraction sockets and in healed sites: A 4-year clinical evaluation. Implant Dent 2012;21:272–279.

[13] Grandi T, Guazzi P, Samarani R, Grandi G. Immediate loading of four (All-on-4) post-extractive implants supporting mandibular cross-arch fixed prostheses: 18-month follow-up from a multicentre prospective cohort study. Eur J Oral Implantol 2012;5:277–285.

[14] Krennmair S, Seemann R, Weinländer M, Krennmair G, Piehslinger E. Immediately loaded distally cantilevered fixed mandibular prostheses supported by four implants placed in both in fresh extraction and healed sites: 2-year results from a prospective study. Eur J Oral Implantol 2014;7:173–184.

[15] Misch CE, Degidi M. Five-year prospective study of immediate/early loading of fixed prostheses in completely edentulous jaws with a bone quality-based implant system. Clin Implant Dent Relat Res 2003;5:17–28.

[16] Babbush CA, Kutsko GT, Brokloff J. The All-on-Four immediate function treatment concept with NobelActive implants: A retrospective study. J Oral Implantol 2011;37:431–445.

[17] Özdemir Doğan D, Polat NT, Polat Şeker E, Gül EB. Evaluation of "All-on-Four" concept and alternative designs with 3D finite element analysis method. Clin Implant Dent Relat Res 2014;16:501–510.

[18] Patzelt SB, Bahat O, Reynolds MA, Strub JR. The All-on-Four treatment concept: A systematic review. Clin Implant Dent Relat Res 2014;16:836–855.

[19] Barbosa GA, Bernardes SR, de França DG, das Neves FD, de Mattos Mda G, Ribeiro RF. Stress over implants of one-piece cast frameworks made with different materials. J Craniofac Surg 2016;27:238–241.

[20] Motta M, Monsano R, Velloso GR, et al. Guided surgery in esthetic region. J Craniofac Surg 2016;27:e262–e265.

[21] Ganeles J, Rosenberg MM, Holt RL, Reichman LH. Immediate loading of implants with fixed restorations in the completely edentulous mandible: Report of 27 patients from a private practice. Int J Oral Maxillofac Implants 2001;16:418–426.

[22] Maló P, Rangert B, Nobre M. "All-on-Four" immediate-function concept with Brånemark System implants for completely edentulous mandibles: A retrospective clinical study. Clin Implant Dent Relat Res 2003;5(suppl 1):2-9.

[23] Chiapasco M. Early and immediate restoration and loading of implants in completely edentulous patients. Int J Oral Maxillofac Implants 2004;19(suppl):76–91.

[24] Morton D, Jaffin R, Weber HP. Immediate restoration and loading of dental implants: Clinical considerations and protocols. Int J Oral Maxillofac Implants 2004;19(suppl):103–108.

[25] Gallucci GO, Bernard JP, Bertosa M, Belser UC. Immediate loading with fixed screw-retained provisional restorations in edentulous jaws: The pickup technique. Int J Oral Maxillofac Implants 2004;19:524–533.

[26] Castellon P, Blatz MB, Block MS, Finger IM, Rogers B. Immediate loading of dental implants in the edentulous mandible. J Am Dent Assoc 2004;135:1543–1549.

[27] Capelli M, Zuffetti F, Del Fabbro M, Testori T. Immediate rehabilitation

of the completely edentulous jaw with fixed prostheses supported by either upright or tilted implants: A multicenter clinical study. Int J Oral Maxillofac Implants 2007;22:639–644.

[28]Khatami AH, Smith CR. "All-on-Four" immediate function concept and clinical report of treatment of an edentulous mandible with a fixed complete denture and milled titanium framework. J Prosthodont 2008;17:47–51.

[29]Francetti L, Agliardi E, Testori T, Romeo D, Taschieri S, Del Fabbro M. Immediate rehabilitation of the mandible with fixed full prosthesis supported by axial and tilted implants: Interim results of a single cohort prospective study. Clin Implant Dent Relat Res 2008;10:255–263.

[30]Papaspyridakos P, Chen CJ, Chuang SK, Weber HP. Implant loading protocols for edentulous patients with fixed prostheses: A systematic review and meta-analysis. Int J Oral Maxillofac Implants 2014;29(suppl):256–270.

[31]Rutkowski JL, Fennell JW, Kern JC, Madison DE, Johnson DA. Inhibition of alveolar osteitis in mandibular tooth extraction sites using platelet-rich plasma. J Oral Implantol 2007;33:116–121.

[32]Del Fabbro M, Corbella S, Taschieri S, Francetti L, Weinstein R. Autologous platelet concentrate for post-extraction socket healing: A systematic review. Eur J Oral Implantol 2014;7:333–344.

[33]Del Fabbro M, Bucchi C, Lolato A, Corbella S, Testori T, Taschieri S. Healing of postextraction sockets preserved with autologous platelet concentrates. A systematic review and meta-analysis. J Oral Maxillofac Surg 2017;75:1601–1615.

[34]Sohn DS, Huang B, Kim J, Park WE, Park CC. Utilization of autologous concentrated growth factors (CGF) enriched bone graft matrix (sticky bone) and CGF-enriched fibrin membrane in implant dentistry. Jr Implant Adv Clin Dent 2015;7:11–29.

[35]Arakji H, Shokry M, Aboelsaad N. Comparison of piezosurgery and conventional rotary instruments for removal of impacted mandibular third molars: A randomized controlled clinical and radiographic trial. Int J Dent 2016;2016:8169356.

[36]De Kok IJ, Thalji G, Bryington M, Cooper LF. Radiographic stents: Integrating treatment planning and implant placement. Dent Clin North Am 2014;58:181–192.

[37]Bryington M, De Kok IJ, Thalji G, Cooper LF. Patient selection and treatment planning for implant restorations. Dent Clin North Am 2014;58:193–206.

[38]Menini M, Pesce P, Bevilacqua M, et al. Effect of framework in an implant-supported full-arch fixed prosthesis: 3D finite element analysis. Int J Prosthodont 2015;28:627–630.

[39]Siadat H, Alikhasi M, Beyabanaki E, Rahimian S. Comparison of different impression techniques when using the All-on-Four implant treatment protocol. Int J Prosthodont 2016;29:265–270.

[40]Faraco FN, Kawakami PY, Mestnik MJ, Ferrari DS, Shibli JA. Effect of anesthetics containing lidocaine and epinephrine on cardiovascular changes during dental implant surgery. J Oral Implantol 2007;33:84–88.

[41]Sánchez-Siles M, Torres-Diez LC, Camacho-Alonso F, Salazar-Sánchez N, Ballester Ferrandis JF. High volume local anesthesia as a postoperative factor of pain and swelling in dental implants. Clin Implant Dent Relat Res 2014;16:429–434.

[42]Valieri MM, de Freitas KM, Valarelli FP, Cançado RH. Comparison of topical and infiltration anesthesia for orthodontic mini-implant placement. Dental Press J Orthod 2014;19:76–83.

[43]Dionne RA, Yagiela JA, Coté CJ, et al. Balancing efficacy and safety in the use of oral sedation in dental outpatients. J Am Dent Assoc 2006;137:502–513.

[44]Schwamburger NT, Hancock RH, Chong CH, Hartup GR, Vandewalle KS. The rate of adverse events during IV conscious sedation. Gen Dent 2012;60:e341–e344.

[45]Stronczek MJ. Determining the appropriate oral surgery anesthesia modality, setting, and team. Oral Maxillofac Surg Clin North Am 2013;25:357–366.

[46]Greenstein G, Tarnow D. The mental foramen and nerve: Clinical and anatomical factors related to dental implant placement: A literature review. J Periodontol 2006;77:1933–1943.

[47]Tolstunov L. Implant zones of the jaws: Implant location and related success rate. J Oral Implantol 2007;33:211–220.

[48]Greenstein G, Cavallaro J, Tarnow D. Practical application of anatomy for the dental implant surgeon. J Periodontol 2008;79:1833–1846.

[49]Greenstein G, Cavallaro J, Greenstein B, Tarnow D. Treatment planning implant dentistry with a 2-mm twist drill. Compend Contin Educ Dent 2010;31(2):126–132.

[50]González-Martín O, Lee EA, Veltri M. CBCT fractal dimension changes at the apex of immediate implants placed using undersized drilling. Clin Oral Implants Res 2012;23:954–957.

[51]Coelho PG, Marin C, Teixeira HS, et al. Biomechanical evaluation of undersized drilling on implant biomechanical stability at early implantation times. J Oral Maxillofac Surg 2013;71:e69–e75.

[52]Jimbo R, Tovar N, Anchieta RB, et al. The combined effects of undersized drilling and implant macrogeometry on bone healing around dental implants: An experimental study. Int J Oral Maxillofac Surg 2014;43:1269–1275.

[53]Lahens B, Neiva R, Tovar N, et al. Biomechanical and histologic basis of osseodensification drilling for endosteal implant placement in low density bone. An experimental study in sheep. J Mech Behav Biomed Mater 2016;63:56–65.

[54]Mohamed JB, Alam MN, Singh G, Chandrasekaran SN. Alveolar bone expansion for implant placement in compromised aesthetic zone—Case series. J Clin Diagn Res 2014;8:237–238.

[55]Jha N, Choi EH, Kaushik NK, Ryu JJ. Types of devices used in ridge split procedure for alveolar bone expansion: A systematic review. PLoS One 2017; 21;12:e0180342.

[56]Rakic M, Galindo-Moreno P, Monje A, et al. How frequent does peri-implantitis occur? A systematic review and meta-analysis. Clin Oral Investig 2018;22:1805–1816.

第9章　FAIR的修复体
FAIR Prosthetics

全牙列种植重建（FAIR）理念为越来越多的部分和完全无牙颌的患者提供了一种低失败率、低成本的治疗方法来应对自身的牙齿问题。FAIR的理念用于牙槽骨受损的患者且很少或不需要骨再生。这是一个两阶段修复方案，它用临时修复体为患者即刻恢复部分功能，紧接着用最终修复体出色地恢复美学和功能。这种治疗方法2年后的存留率几乎达到100%，彰显了这种修复体的优越性[1]。

医生必须完全熟悉FAIR的修复方法，包括即刻和永久负重、修复材料、咬合评估和控制（包括印模程序和精确性）以及种植体周围的健康和病变相关的问题[2-26]。本章对这些修复方案的临床应用进行分步描述，以帮助医生理解FAIR提供的修复体优点（图9-1）。

生物力学因素

医生在为FAIR即刻负重设计咬合方案时，应避免悬臂梁，或至少尽量减小悬臂梁的长度（图9-2）。所有牙齿上的接触点都应该为双侧同时接触；但是这种情况不适用于位于种植体穿出点远中的牙齿。医生应该努力为修复体在进行侧方或前伸

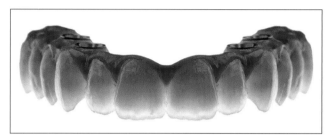

图9-1　上颌全牙列种植重建的修复体。

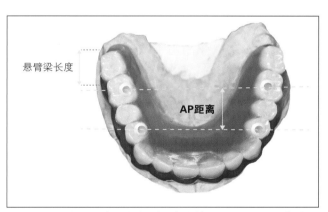

图9-2　悬臂梁长度不能超过2倍的前后向（AP）距离或最大20mm。

运动时提供平衡𬌗或平滑的线性引导；此外，应尽量减少覆𬌗。医生应该在修复体进行非正中运动时建立平衡接触，尤其在对颌是全口活动修复体时。

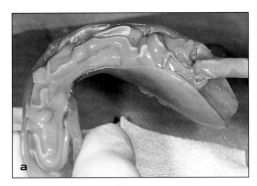
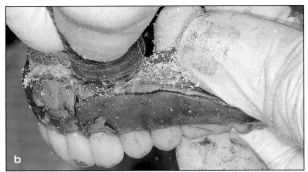
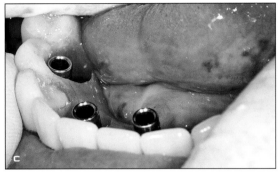
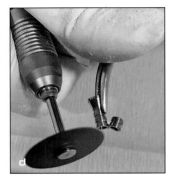

图9-3 （a）用Futar重衬义齿的凹面。（b）在义齿上钻出钛基底通过的孔洞。（c）将义齿置于钛基底上，并确保被动就位。（d）在取出前（如图）或取出后修整钛基底的高度。

关于咬合接触点，医生应让尖牙和后牙双侧同时接触而前牙轻接触。医生应让双侧临时修复体最远中的牙齿略微脱离咬合。在非正中运动中，应找到1个或几个平衡接触点。最后，牙齿的𬌗型应是相对平坦的牙尖，也就是说，牙尖平面的斜度不应超过髁道斜度。在远中悬臂梁的牙齿不受较重负荷的情况下，医生应该确保消除远中悬臂梁的早接触或非工作侧的接触。因此，切牙和尖牙的引导面最终会被不断地磨损。

临时修复体

口内手术和临时修复体的安装是一个可预期的过程。首先对试戴蜡型进行调改，以确认美观、尺寸、发音以及面部支撑，再制作即刻义齿。手术前，医生测量并记录垂直距离。为了确保垂直距离记录准确，医生通过技工室制作的透明复制义齿导板植入种植体。然后将多基基台连接到种植体上，有时也可放置愈合帽。

医生使用Futar（Kettenbach）衬在义齿凹面上，并将其正确地在口内就位，从而确定基台的位置（图9-3a）。接下来，医生需在义齿上钻出多单元基台和钛基底可以通过的孔洞（图9-3b）。然后将义齿穿过钛基底并被动就位（图9-3c）。下一步是可选的。医生可以降低钛基底的高度，使患者能够咬合。在钛基底上刻画标记用于指示切割的高度。在使用丙烯酸树脂完成拼接之前或之后，医生可将钛基底修整到合适的高度（图9-3d）。为了在术区和修复材料之间形成屏障，医生可在钛基底周围放置橡皮障（图9-3e）。

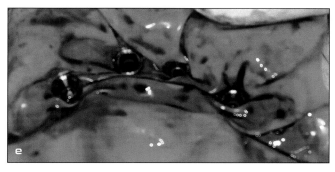
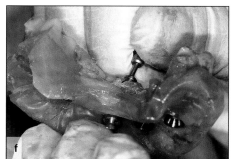
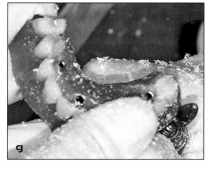
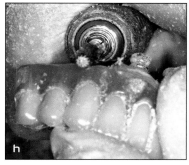
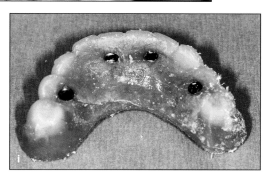

图9-3（续） （e）在钛基底周围使用橡皮障。（f）取下义齿，用六角扳手取出螺丝。（g和h）修整腭板、基托和边缘，平滑并抛光义齿表面以消除锐角和锐缘。（i和j）在义齿凹面上形成卵圆形桥体轮廓。（k）用修复螺丝将临时义齿固定在基台上。用六角扳手将螺丝拧紧至15Ncm。

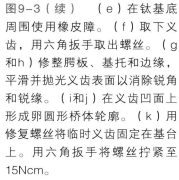
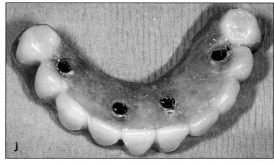
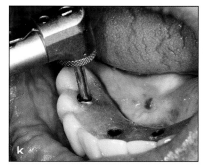

钛基底里用轻体印模材料或GI-Mask（Coltene）充填并到顶部，防止丙烯酸树脂进入。然后医生用术前咬合记录来确定义齿就位和对齐。上颌义齿使用腭部组织，下颌义齿使用磨牙后垫作为就位的引导。拼接材料可以是产热聚和丙烯酸树脂。接下来，医生取下义齿和钛基底，钛基底通过丙烯酸树脂固定于义齿内。六角扳手拧松义齿并取下修复螺丝（图9-3f）。在临时修复完成之前，在基台上连接愈合帽。

接下来，为了将即刻义齿转换为种植体支持式固定义齿，医生需对腭板、基托和边缘进行修整，并去除大部分远中悬臂（图9-3g）。然后对固定种植义齿的表面进行平滑和抛光，以消除锐角和锐缘（图9-3h）。为了便于口腔清洁，需在义齿凹面上形成卵圆形桥体或扁平外形（图9-3i和j）。

医生随后使用修复螺丝将临时修复体连接到多基基台上，用六角扳手将螺丝拧紧至15Ncm（图9-3k），使用Fermit-N（Ivoclar Vivadent）和复合树脂将螺丝通道进行填充。用咬合纸调整咬合。在种植体骨整合的3~6个月愈合期中，患者应食用软性食物，如熟蔬菜、熟水果和肉类，避免食用生蔬菜、生水果和坚果。

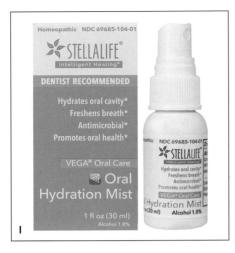

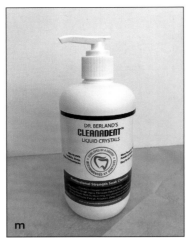

图9-3（续）（l）在FAIR手术和临时修复后的前2周，患者应使用漱口液轻轻漱口。（m）可使用商用牙垢和污渍去除剂清洁修复体。

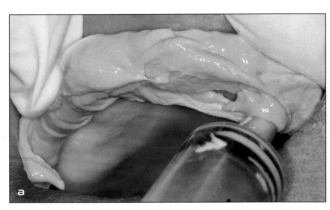

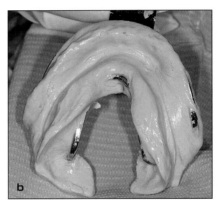

图9-4 （a和b）为技工室制作的个性化托盘，用藻酸盐印模。

　　在FAIR手术和临时修复后的前2周，患者应使用漱口液（如Stellalife）轻轻漱口（图9-3l）。从第3周开始，可以使用冲牙器和软毛刷配合不含磨料牙膏进行清洁。患者应每3～6个月进行一次定期复诊和口腔卫生维护；在复诊期间，医生应评估临时修复体是否存在菌斑堆积及红色或发炎的软组织。医生可以用清洁义齿卵圆形桥体的方法清洁周围有健康软组织的种植体。如发现红色或发炎的软组织以及附着在修复体上的牙结石，医生应取下修复体（首先使用六角扳手取出临时修复体中的螺丝），并进行超声波清洗。一种商用的牙垢和污渍去除剂也可以用来清洁修复体（例如，Berland博士的清洁剂Crystals；图9-3m）。使用酒精或无菌水浸泡修复螺丝。如果螺丝拆卸2次以上应更换新螺丝，新螺丝用六角扳手拧紧至15Ncm。

永久修复体

　　对FAIR患者进行永久修复前，应该首先评估临时修复体恢复的美学和功能。在安装永久修复体之前，应记录一些很重要的修复和外科问题，包括因基台方向偏离而导致螺丝孔位置过度偏向腭部、唇面或种植体颈缘和对颌牙列咬合平面之间的垂直距离小于15～17mm（或者对于双颌修复体，在上、下颌种植体的颈缘之间的垂直空间小于24～30mm）。

为制取个性化托盘的印模，医生应使用六角扳手拧松并取下临时义齿。接下来，医生制取海藻酸钠印模用于在技工室制作的个性化托盘（图9-4）。如果需要，可以制取对颌印模。制取临时修复体印模并将作为患者初始情况的参照。

为制取最终印模，医生使用六角扳手拧松并取下临时义齿。将多单位开窗式印模杆连接在多基基台上，然后拍摄X线片以确认印模杆正确就位。然后，医生用正畸弓丝或牙线以及光固化流动复合材料或Pattern Resin（GC）将印模杆进行连接，以形成一个刚性、准确的框架，然后制取印模并灌注模型（图9-5）。为了确保准确性，技工室也应在连接好印模杆和灌注石膏模型的时候将基台替代体连接在一起。医生必须确保个性化托盘不会阻挡开窗式印模杆；可对开窗式托盘进行调整。在印模杆周围用重体印模材料。对于组织区域，应使用中体印模材料。

为了给患者制取主印模，医生需要判断患者的情况是否允许使用一步法印模，由此可以减少椅旁时间和其他修复步骤。FAIR为每颗种植体提供0°、9°、18°或30°多基基台，允许任何角度的种植体与修复体兼容，并简化最终印模的制取和修复体将来的维护。

在授权技工室工作时，医生下达以下医嘱："为混合义齿制作种植体支持的咬合记录用𬌗堤和就位的验证工具"。技工室将返回一个螺丝固位的𬌗堤，可为咬合记录的制取提供非常稳定的平台，并且至少应嵌入2个基底，使医生能够正确地就位并用螺钉固定。接下来的一系列步骤涉及牙科的基础知识，辅之以拧紧或拧松义齿：医生标记中线、微笑线和咬合；比色；检查和选择合适的牙型。通常𬌗堤的腭侧需要去除以更接近最终义齿的外形。一旦𬌗堤就位，就可以记录咬合。

此外，如果印模杆在口内没有用Pattern Resin

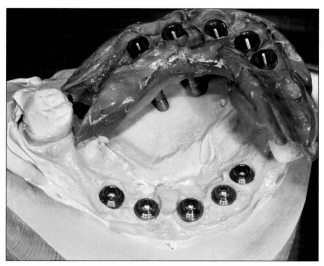

图9-5 医生放置并牢固固定印模杆后，可使用光固化流动复合树脂或Pattern Resin将它们连接在一起。一旦印模杆安装好并连接在一起后，医生就可以开始制取印模。

连接起来，可以通过验证工具来确认种植体模型的准确性（图9-6）。验证工具通过一系列步骤进行验证。首先移除愈合帽，验证工具的一端用螺丝上紧，视觉加探针检查其他桩的就位且没有软组织阻碍，并拍摄放射线确认。下一步，如果一个或多个桩未接合，医生在必要时可对验证工具进行切割，然后重新连接桩，再次拧入验证工具，对其制取新的印模，此时杆下没有倒凹，并在需要的情况下使用长螺丝。现在医生可以戴入临时修复体。技工室将多基基台替代体与印模杆连接，以确保准确性（图9-7）。然后，技工室使用新的印模来灌注新的石膏模型。对颌牙列的印模也可以制取，然后与模型、𬌗堤、牙齿比色、咬合记录和确认就位的验证工具一起送到技工室。给技工室的书面医嘱应为"已进行模型验证及咬合记录。为修复制作试戴蜡型。"

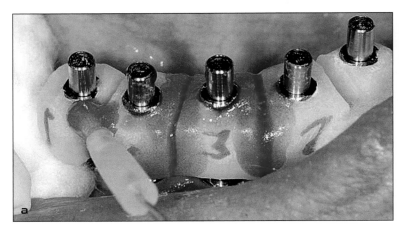

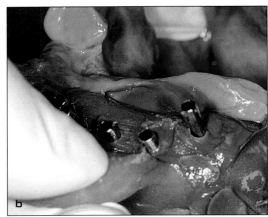

图9-6　（a）使用Pattern Resin连接印模杆形成一个坚固并精确的支架。（b）个别托盘需要避免与开窗式印横杆接触。（c）在验证工具周围使用重体印模材料。

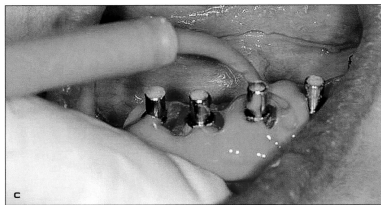

图9-7　技工室倒置拼接的就位验证工具。（Courtesy of Pinhas Adar）

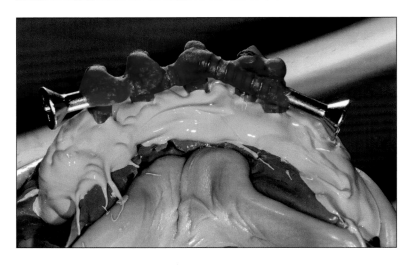

　　下一次复诊内容只是试戴蜡型，在口内确认人工牙的美学效果和咬合情况。与传统的活动义齿一样，医生应该检查语音、美学和唇部支撑情况，但明显的区别是，FAIR唇部支撑由牙齿提供，因为义齿的唇部翼板已经被最小化了。为了获得更多的支撑，可以将牙齿的颈部向唇侧移动。在试戴成功之后，医生将模型返回技工室并下最终医嘱"试戴得到确认，可进行最终修复体制作"。

　　最终修复体的安装（图9-8）要先取下临时修复体。最终修复体就位后，需用放射线片证实修复

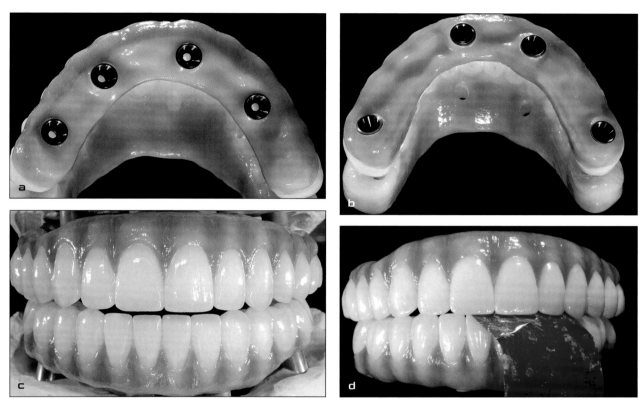

图9-8 （a）下颌全氧化锆修复体的凹面观。（b）上颌全氧化锆修复体的凹面观。（c）𬌗架上的全口全氧化锆修复体。（d）待出货的全口全氧化锆修复体。

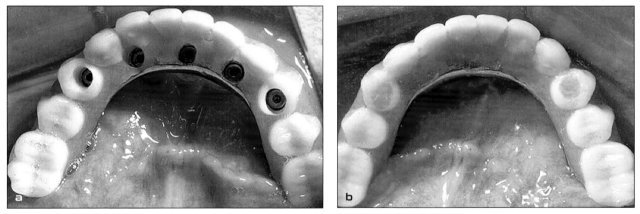

图9-9 （a）FAIR最终修复体就位后应紧贴软组织。（b）螺丝孔通道应该用合适的材料进行填塞以保护螺丝，螺丝孔应该用复合树脂材料进行充填。

体紧贴在软组织上，而不像卵圆形桥体。根据最终修复体组织面的设计，软组织应该反折到颊舌侧。医生应一直使用新螺丝将最终修复体固定在多基基台上，扭矩为15Ncm（图9-9a）。螺丝孔通道应用Fermit-N或其他合适的材料充填，以保护螺丝，螺丝孔应用复合树脂材料密封（图9-9b）。另外，需要为患者提供夜磨牙𬌗垫予以夜间保护。

参考文献

[1] Soto-Penaloza D, Zaragozí-Alonso R, Penarrocha-Diago M, Penarrocha-Diago M. The All-on-Four treatment concept: Systematic review. J Clin Exp Dent 2017;9:e474–e488.

[2] Capelli M, Zuffetti F, Del Fabbro M, Testori T. Immediate rehabilitation of the completely edentulous jaw with fixed prostheses supported by either upright or tilted implants: A multicenter clinical study. Int J Oral Maxillofac Implants 2007;22:639–644.

[3] Barndt P, Zhang H, Liu F. Immediate loading: From biology to biomechanics. Report of the Committee on Research in Fixed Prosthodontics of the American Academy of Fixed Prosthodontics. J Prosthet Dent 2015;113:96–107.

[4] Chrcanovic BR, Albrektsson T, Wennerberg A. Immediately loaded non-submerged versus delayed loaded submerged dental implants: A meta-analysis. Int J Oral Maxillofac Surg 2015;44:493–506.

[5] Francetti L, Corbella S, Taschieri S, Cavalli N, Del Fabbro M. Medium- and long-term complications in full-arch rehabilitations supported by upright and tilted implants. Clin Implant Dent Relat Res 2015;17:758–764.

[6] Maló P, de Araújo Nobre M, Lopes A, Ferro A, Gravito I. All-on-4 treatment concept for the rehabilitation of the completely edentulous mandible: A 7-year clinical and 5-year radiographic retrospective case series with risk assessment for implant failure and marginal bone level. Clin Implant Dent Relat Res 2015;17(suppl 2):e531–e541.

[7] Browaeys H, Dierens M, Ruyffelaert C, Matthijs C, De Bruyn H, Vandeweghe S. Ongoing crestal bone loss around implants subjected to computer-guided flapless surgery and immediate loading using the All-on-4 concept. Clin Implant Dent Relat Res 2015;17:831–843.

[8] Ayna M, Gülses A, Açil Y. Comprehensive comparison of the 5-year results of All-on-4 mandibular implant systems with acrylic and ceramic suprastructures. J Oral Implantol 2015;41:675–683.

[9] Babbush CA, Kanawati A, Kotsakis GA. Marginal bone stability around tapered, platform-shifted implants placed with an immediately loaded four-implant-supported fixed prosthetic concept: A cohort study. Int J Oral Maxillofac Implants 2016;31:643–650.

[10] Sannino G, Barlattani A. Straight versus angulated abutments on tilted implants in immediate fixed rehabilitation of the edentulous mandible: A 3-year retrospective comparative study. Int J Prosthodont 2016;29:219–226.

[11] Niedermaier R, Stelzle F, Riemann M, Bolz W, Schuh P, Wachtel H. Implant-supported immediately loaded fixed full-arch dentures: Evaluation of implant survival rates in a case cohort of up to 7 years. Clin Implant Dent Relat Res 2017;19:4–19.

[12] Malo P, de Araújo Nobre M, Lopes A, Moss SM, Molina GJ. A longitudinal study of the survival of All-on-4 implants in the mandible with up to 10 years of follow-up. J Am Dent Assoc 2011;142:310–320.

[13] Cavalli N, Barbaro B, Spasari D, Azzola F, Ciatti A, Francetti L. Tilted implants for full-arch rehabilitations in completely edentulous maxilla: A retrospective study. Int J Dent 2012;2012:180379.

[14] Maló P, Araújo Nobre MD, Lopes A, Rodrigues R. Double full-arch versus single full-arch, four implant-supported rehabilitations: A retrospective, 5-year cohort study. J Prosthodont 2015;24:263–270.

[15] Maló P, de Araújo Nobre MA, Lopes AV, Rodrigues R. Immediate loading short implants inserted on low bone quantity for the rehabilitation of the edentulous maxilla using an All-on-4 design. J Oral Rehabil 2015;42:615–623.

[16] Lopes A, Maló P, de Araújo Nobre M, Sanchez-Fernández E. The NobelGuide All-on-4 treatment concept for rehabilitation of edentulous jaws: A prospective report on medium- and long-term outcomes. Clin Implant Dent Relat Res 2015;17(suppl 2):e406–416.

[17] Tallarico M, Canullo L, Pisano M, Peñarrocha-Oltra D, Peñarrocha-Diago M, Meloni SM. An up to 7-year retrospective analysis of biologic and technical complication with the All-on-4 concept. J Oral Implantol 2016;42:265–271.

[18] Babbush CA, Kanawati A, Brokloff J. A new approach to the All-on-Four treatment concept using narrow platform NobelActive implants. J Oral Implantol 2013;39:314–325.

[19] Ehsani S, Siadat H, Alikhasi M. Comparative evaluation of impression accuracy of tilted and straight implants in All-on-Four technique. Implant Dent 2014;23:225–230.

[20] Papaspyridakos P, Chen CJ, Gallucci GO, Doukoudakis A, Weber HP, Chronopoulos V. Accuracy of implant impressions for partially and completely edentulous patients: A systematic review. Int J Oral Maxillofac Implants 2014;29:836–845.

[21] Gherlone EF, Ferrini F, Crespi R, Gastaldi G, Capparé P. Digital impressions for fabrication of definitive "All-on-Four" restorations. Implant Dent 2015;24:125–129.

[22] Gherlone E, Capparé P, Vinci R, Ferrini F, Gastaldi G, Crespi R. Conventional versus digital impressions for "All-on-Four" restorations. Int J Oral Maxillofac Implants 2016;31:324–330.

[23] Siadat H, Alikhasi M, Beyabanaki E, Rahimian S. Comparison of different impression techniques when using the All-on-Four implant treatment protocol. Int J Prosthodont 2016;29:265–270.

[24] Derks J, Tomasi C. Peri-implant health and disease. A systematic review of current epidemiology. J Clin Periodontol 2015;42(suppl 16):S158–S171.

[25] Derks J, Schaller D, Håkansson J, Wennström JL, Tomasi C, Berglundh T. Peri-implantitis - onset and pattern of progression. J Clin Periodontol 2016;43:383–388.

[26] Calvo Guirado JL, Lucero-Sánchez AF, Boquete Castro A, et al. Peri-implant behavior of sloped shoulder dental implants used for All-on-Four protocols: An histomorphometric analysis in dogs. Materials (Basel) 2018;11.

第10章 可能出现的并发症
Possible Complications

种植医生必须预见到在手术以及安装全牙列修复体后可能出现的一些不良结果，毕竟它恢复了完全或部分缺牙患者几乎全部的咀嚼功能。通常，并发症的发生不是种植体的问题（例如，种植体骨整合失败），因为种植失败率多年来稳步下降[1-3]。此外，采用全牙列种植重建（FAIR）治疗理念的牙科手术可以在不进行骨移植和骨重建的情况下进行，消除了骨增量手术相关并发症发生的机会[4]。手术过程中降低了发病率，因为许多医生根据光固化成型（STL）模型预先设计个性化手术导板，在导板指引下进行非翻瓣手术；导板有助于提高外科手术的准确性、避开重要的解剖结构和避免并发症，但同时导板引导种植相关的并发症仍可能存在[5-6]（图10-1）。尽管如此，与种植体稳定性和愈合相关的并发症仍有可能发生。此外，涉及患者笑线和牙龈暴露的错误计算可能会导致美学问题（图10-2）。再有，由于患者缺乏口腔清洁和义齿维护，可能会产生额外的并发症。

并发症可分为手术的、患者相关的或修复体的。FAIR手术最常见的并发症类型与修复体结构本身有关，即树脂基托断裂[7-8]。许多因素都可能导致树脂基托断裂，包括旧义齿转换修复体不当；植入时不能充分考虑到牙弓之间的距离；悬臂支撑不足；修复体非被动就位以及随着时间的推移修复体上的咬合力积累。其中许多（即使不是大多数）并

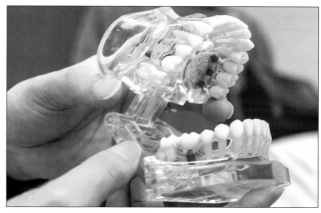

图10-1　上颌骨和下颌骨的模型经常用于向患者宣教，以说明如何在口腔内放入种植体、基台和牙冠。

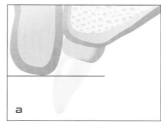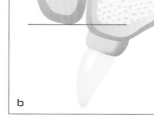

图10-2　（a）修复体的交界线应被唇部遮挡。（b）如果患者有高笑线，修复体的交界线可能会外露，那美学就是失败的。

发症可以通过恰当的治疗设计和预防来解决。本章讨论并发症如何发展、如何预防以及一旦发生如何处理。

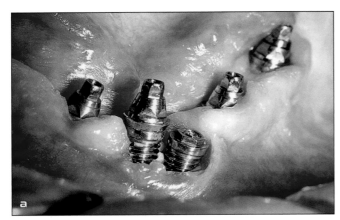 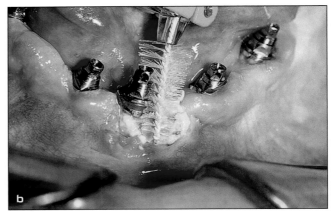

图10-3 （a）骨丧失常见于种植体之间距离过小。（b）可见种植体周围炎及大量骨缺损。

与修复体折断无关的并发症

当种植体之间的最小距离没有得到保障，经常会发生骨丧失（图10-3a）。举例来说，当种植体表现出种植体周围黏膜炎或种植体周围炎的迹象，并且缺乏对种植体周围炎症的治疗时，可导致种植体失败（图10-3b）。如果确定种植体在最终修复体安装前不稳定，医生必须通过去除种植体并植入新种植体到其他的位置以弥补稳定性不足。超过一半的失败种植体是由于种植体周围炎症未经治疗而导致的[9]。然而，如果早期接受治疗（即种植体植入的第1年内），大多数病例都会成功[10]。在这种情况下，医生可以通过机械清创和使用抗菌药物控制感染与刺激。新的种植体可以植入在有问题种植体的旁边，使其在修复体负重前发生骨整合。在安装最终修复体之前，应检查治疗过的种植体和新种植体的稳定性。当然，正如许多与感染相关的牙科问题一样，识别风险指标对于预防和治疗种植体周围炎至关重要，特别是对于牙周炎患者、吸烟患者、不可控的糖尿病患者和心血管疾病患者[11-12]。

为了避免另一种相当常见的非修复体相关并发症，医生应确保当患者微笑时，患者牙龈和修复体之间的交界线不外露。在植入种植体之前，医生必须评估当患者最大微笑时，牙龈是否可见。这种情况出现的概率女性明显高于男性[13]。如果牙龈可见，那就需要去骨，使修复体和牙龈之间的过渡区藏在嘴唇下面。有些情况下，如果骨去除不充分，可能需要在修复体上安装一个小的唇侧翼板，以减少牙龈和修复体之间过渡的迹象。无牙颌患者的种植体修复计划应预见修复牙齿和组织的可能性，包括用于唇部支撑的翼板和改善高笑线的美观问题[14]。

另一个与修复体折断无关的并发症是由清洁及修复体维护不当所致。只有患者愿意并能够配合医生对修复体进行清洁和维护，才能避免这种并发症（图10-4）。几十年来，日常维护（包括患者自身的日常维护）被认为是确保无牙颌患者种植重建的修复体长期成功的必要条件[15]。

为确保修复的成功，在临床指南和治疗计划中必须考虑正确的口腔清洁、种植体的数量和位置以

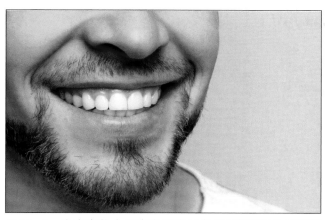

图10-4　患者有能力和有意愿完成每天2次正确的口腔清洁，对保持FAIR修复体的整体健康至关重要。

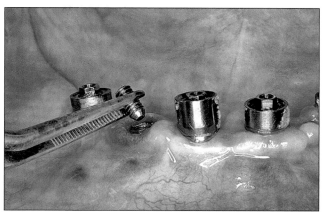

图10-5　修复体相关的并发症包括螺丝的松动和折断。

及分段修复体的可能[16]。最终修复体设计应便于清洁，并根据每个患者的生物特征进行设计，包括使用平的或凸的底部来帮助保持清洁[17]。

由于牙菌斑和牙结石可以像对天然牙一样损害种植体，因此患者必须有能力和意愿维持修复体的日常清洁。就像在有牙齿的口腔中一样，牙菌斑会随着时间的推移而积聚，并刺激修复体下面的软组织。不同的牙科器械（如口腔冲洗器、专用牙刷）可用于清洁修复体下方。当然，要由医生来确保修复体的凹面与患者的牙槽嵴有紧密精准的圆形接触，以防止食物和其残渣在凹面间存留。

与修复体折断相关的并发症

树脂过渡修复体断裂是最常见的并发症，通常的解决办法是通过重衬修复体、调整咬合和配戴夜磨牙𬌗垫来解决[18]。即刻负重的临时修复体可能会在修复后的几个月内断裂。尽管医生想利用患者的旧义齿本来的功能和美学，但患者的旧义齿转化为全牙列修复体的效果通常不佳[19]。显然，医生和患者对全牙列修复的决策取决于他们对活动义齿和固定义齿功能与美学上的差异的了解[20]。此外，如果义齿材料不足，断裂会发生在用来将活动义齿转换为固定义齿的临时钛基底附近。避免这一并发症的最佳方法之一是确保适当的咬合，同时全牙列作为一个整体发挥作用。丙烯酸树脂结构必须有足够的厚度，以承受患者在饮食及说话时的咬合力。

与过渡义齿相关的其他并发症包括螺丝松动或折断（图10-5），通过将螺丝拧紧解决；与咬合相关的并发症，涉及随时间推移的咬合磨损；与患者相关的问题，例如饮食和其他生活习惯施加过大的咬合压力，通过对患者进行指导和患者的配合来解决[21]。

另一个经常报告的问题是最终修复体分离[18,22]。此外，最近一项涉及全牙列修复体牙齿折断的研究，报告了与修复体的简单机械维护有关的常见并发症[23]。例如，折裂多发生在对颌是天然牙并非全口义齿或种植体支持的覆盖义齿。这表明天然牙列的咬合力更强。此外，天然牙列的牙釉质和固定义齿陶瓷的磨损增加也可能是原因之一。

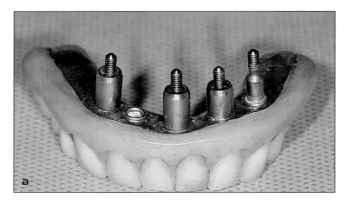

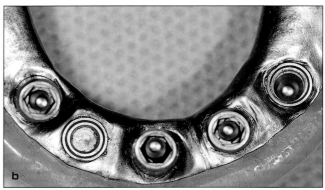

图10-6　（a~c）固定修复体的螺丝松动和断裂。

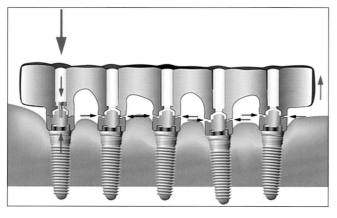

图10-7　如果支架和种植体之间出现间隙，则无法实现被动就位。

在某些情况下，技工室制作的最终修复体可能存在缺陷（例如，基台通道的裂缝）。在这种情况下，医生必须确保仔细检查修复体，并让技工室修复缺陷，以防止将来出现并发症[24]。

螺丝的松动和折断也可能发生在负重之后[25]（图10-6）。计算机辅助设计/计算机辅助制造（CAD/CAM）使修复体的结果更可预期，因而减少并发症的发生[26]。然而，医生必须始终意识到这种人工制作的修复体支架由于水平面、矢状面和垂直面的计算错误，可能存在潜在的变形[27]。

植入种植体时，如果医生在计算颌间距离时出现失误而不能提供足够空间，最终的修复体可能会受损。许多医生建议，对于树脂-金属修复体，单颌至少有12mm的修复空间，对于氧化锆修复体，单颌至少有15mm的修复空间。但是，无论使用何种材料，都必须至少有15～17mm的空间。为了确保在以上临界值内，医生在准备病例时可以使用现有的义齿和透明复制义齿导板作为引导。为了避免发生并发症，在预防措施上花时间非常值得[28-29]。

修复体支架对悬臂支撑不足也会导致修复体折断。这种折断可能是由于修复体设计上的缺陷造成的；例如，如果钛杆没有延伸过最后一个种植体的远中，可能导致丙烯酸树脂的机械抵抗力降低。关键的测量数据包括远端螺丝通道开口处修复体的厚度、冠高和悬臂长度[30]。其他重要测量数据包括悬臂长度与AP距离[31]。

其他类型的修复体折断可能是由于医生未能使支架中的钛杆或氧化锆杆被动就位于基台而导致咬合力不稳定造成的，一些研究提出了多种方法来确保被动就位[32-35]（图10-7）。尤其值得注意的是，由于基台角度不良而导致的非被动就位。一些种植体制造商提供的基台规格可以补偿极端的种植体角度，如果全牙列种植体的标准基台不能根据患者的个人情况提供最佳角度，医生可能考虑备选方案。非被动就位可能使咬合力致螺丝断裂。为了修复这种与修复体相关的折断，医生可以对修复体进行分割，再用激光焊接重新连接支架，修复义齿或者制作一个全新的最终修复体。

随着时间的推移，累积在修复体上的咬合力可

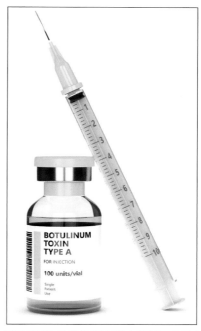

图10-8　研究显示术前注射A型肉毒素，可以提高FAIR的坚固度和减少由于种植体微动带来的并发症。

能会导致另外两种与折断或磨损相关的并发症。例如，如果修复体的后牙支撑因磨损或断裂而受损，由此咬合力可使修复体的前牙受损，直至其与修复体分离。此外，一些患者由于夜磨牙和紧咬牙，修复体的树脂会慢慢地发生磨损[36]。可以通过配戴夜磨牙𬌗垫来延迟磨损引起的表面改变，但也可以采取更积极的预防措施。强化全牙列临时修复体以确保刚性，可以减少种植体的微动，促进骨整合[37]。此外，对于在新鲜拔牙窝植入种植体后行即刻负重的全牙列修复患者，使用A型肉毒素可获得满意的效果[38]（图10-8）。

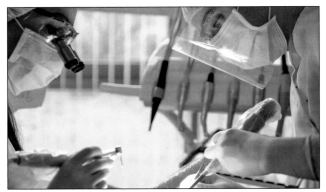

图10-9　FAIR是一个仅有一天的治疗手术，但手术时间很长。需要非常精确并且注意细节，以避免椅旁并发症。

结论

虽然安装全牙列修复体后可能带来一些相关的并发症，但其目的是既恢复部分或全口无牙颌患者的功能和美观又降低并发症。相对少见的并发症包括：1个或几个种植体骨整合失败，根据STL模型个性化导板未能避免重要的解剖结构，涉及患者笑线和牙龈暴露的美学计算错误，以及由于患者口腔清洁和修复体维护较差导致的软组织炎症与感染。另一方面，全牙列修复过程中最常见的并发症包括：从旧义齿到修复体的不良转换导致的树脂断裂，种植体植入期间牙弓间的空间计算错误，悬臂支撑不足，非被动就位，以及随着时间的推移修复体上的咬合力累积（图10-9）。

参考文献

[1] Chrcanovic BR, Albrektsson T, Wennerberg A. Periodontally compromised vs. periodontally healthy patients and dental implants: A systematic review and meta-analysis. J Dent 2014;42:1509–1527.

[2] Chrcanovic BR, Albrektsson T, Wennerberg A. Dental implants inserted in male versus female patients: A systematic review and meta-analysis. J Oral Rehabil 2015;42:709–722.

[3] Chrcanovic BR, Albrektsson T, Wennerberg A. Bone quality and quantity and dental implant failure: A systematic review and meta-analysis. Int J Prosthodont 2017;30:219–237.

[4] Sudhakar KNV, Mohanty R, Singh V. Evaluation of donor site morbidity associated with iliac crest bone harvest in oral and maxillofacial, reconstructive surgery. J Clin Diagn Res 2017;11:ZC28–ZC33.

[5] Faeghi Nejad M, Proussaefs P, Lozada J. Combining guided alveolar ridge reduction and guided implant placement for All-on-4 surgery: A clinical report. J Prosthet Dent 2016;115:662–667.

[6] Moraschini V, Velloso G, Luz D, Barboza EP. Implant survival rates, marginal bone level changes, and complications in full-mouth rehabilitation with flapless computer-guided surgery: A systematic review and meta-analysis. Int J Oral Maxillofac Surg 2015;44:892–901.

[7] Alshahrani FA, Yilmaz B, Seidt JD, McGlumphy EA, Brantley WA. A load-to-fracture and strain analysis of monolithic zirconia cantilevered frameworks. J Prosthet Dent 2017;118:752–758.

[8] Yilmaz B, Alp G, Seidt J, Johnston WM, Vitter R, McGlumphy EA. Fracture analysis of CAD-CAM high-density polymers used for interim implant-supported fixed, cantilevered prostheses. J Prosthet Dent 2018;120:79–84.

[9] Smeets R, Henningsen A, Jung O, Heiland M, Hammächer C, Stein JM. Definition, etiology, prevention and treatment of peri-implantitis: A review. Head Face Med 2014;10:34.

[10] Heitz-Mayfield LJ, Mombelli A. The therapy of peri-implantitis: A systematic review. Int J Oral Maxillofac Implants 2014;29(suppl):325–345.

[11] Renvert S, Quirynen M. Risk indicators for peri-implantitis. A narrative review. Clin Oral Implants Res 2015;26(suppl 11):15–44.

[12] Ting M, Craig J, Balkin BE, Suzuki JB. Peri-implantitis: A comprehensive overview of systematic reviews. J Oral Implantol 2018;44:225–247.

[13] Kourkouta S. Implant therapy in the esthetic zone: Smile line assessment. Int J Periodontics Restorative Dent 2011;31:195–201.

[14] Lago L, Rilo B, Fernández-Formoso N, DaSilva L. Implant rehabilitation planning protocol for the edentulous patient according to denture space, lip support, and smile line. J Prosthodont 2017;26:545–548.

[15] Hamada Y, Shin D, John V. Peri-implant disease: A significant complication of dental implant supported restorative treatment. J Indiana Dent Assoc 2016;95:31–38.

[16] Gallucci GO, Avrampou M, Taylor JC, Elpers J, Thalji G, Cooper LF. Maxillary implant-supported fixed prosthesis: A survey of reviews and key variables for treatment planning. Int J Oral Maxillofac Implants 2016;31(suppl):s192–s197.

[17] Penarrocha-Diago M, Penarrocha-Diago M, Zaragozí-Alonso R, Soto-Penaloza D, On Behalf Of The Ticare Consensus M. Consensus statements and clinical recommendations on treatment indications, surgical procedures, prosthetic protocols and complications following All-on-4 standard treatment. 9th Mozo-Grau Ticare Conference in Quintanilla, Spain. J Clin Exp Dent 2017;9:e712–e715.

[18] Francetti L, Corbella S, Taschieri S, Cavalli N, Del Fabbro M. Medium- and long-term complications in full-arch rehabilitations supported by upright and tilted implants. Clin Implant Dent Relat Res 2015;17:758–764.

[19] Michalakis KX, Touloumi F, Calvani L, Bedi A, Hirayama H. Simplifying prosthetic procedures while converting an interim maxillary removable complete denture to an interim implant-supported fixed complete denture. J Prosthodont 2011;20:408–413.

[20] Drago C, Carpentieri J. Treatment of maxillary jaws with dental implants: Guidelines for treatment. J Prosthodont 2011;20:336–347.

[21] Malo P, de Araujo Nobre M, Lopes A, Moss SM, Molina GJ. A longitudinal study of the survival of All-on-4 implants in the mandible

with up to 10 years of follow-up. J Am Dent Assoc 2011;142:310–320.

[22] Lopes A, Malo P, de Araujo Nobre M, Sanchez-Fernandez E. The NobelGuide All-on-4 treatment concept for rehabilitation of edentulous jaws: A prospective report on medium- and long-term outcomes. Clin Implant Dent Relat Res 2015;17:e406–e416.

[23] Ventura J, Jimenez-Castellanos E, Romero J, Enrile F. Tooth fractures in fixed full-arch implant-supported acrylic resin prostheses: A retrospective clinical study. Int J Prosthodont 2016;29:161–165.

[24] Cho SH, Thompson GA. A method of facilitating the fabrication of access openings for implant-supported complete fixed dental prostheses. J Prosthet Dent 2017;117:814–816.

[25] Drago C, Howell K. Concepts for designing and fabricating metal implant frameworks for hybrid implant prostheses. J Prosthodont 2012;21:413–424.

[26] Keerthi S, Proussaefs P, Lozada J. Clinical and laboratory steps for fabricating a complete-arch fixed prosthesis using CAD/CAM. Int J Periodontics Restorative Dent 2015;35:473–480.

[27] Al-Meraikhi H, Yilmaz B, McGlumphy E, Brantley WA, Johnston WM. Distortion of CAD-CAM-fabricated implant-fixed titanium and zirconia complete dental prosthesis frameworks. J Prosthet Dent 2018;119:116–123.

[28] De Luca Canto G, Pachêco-Pereira C, Lagravere MO, Flores-Mir C, Major PW. Intra-arch dimensional measurement validity of laser-scanned digital dental models compared with the original plaster models: A systematic review. Orthod Craniofac Res 2015;18:65–76.

[29] Kiviahde H, Bukovac L, Jussila P, et al. Inter-arch digital model vs. manual cast measurements: Accuracy and reliability. Cranio 2017;36:222–227.

[30] Rojas Vizcaya F. Retrospective 2- to 7-year follow-up study of 20 double full-arch implant-supported monolithic zirconia fixed prostheses: Measurements and recommendations for optimal design. J Prosthodont 2018;27:501–508.

[31] Drago C. Cantilever lengths and anterior-posterior spreads of interim, acrylic resin, full-arch screw-retained prostheses and their relationship to prosthetic complications. J Prosthodont 2017;26:502–507.

[32] Ercoli C, Geminiani A, Feng C, Lee H. The influence of verification jig on framework fit for nonsegmented fixed implant-supported complete denture. Clin Implant Dent Relat Res 2012;14(suppl 1):e188–e195.

[33] Abduo J. Fit of CAD/CAM implant frameworks: A comprehensive review. J Oral Implantol 2014;40:758–766.

[34] Manzella C, Bignardi C, Burello V, Carossa S, Schierano G. Method to improve passive fit of frameworks on implant-supported prostheses: An in vitro study. J Prosthet Dent 2016;116:52–58.

[35] Spazzin AO, Camargo B, Bacchi A. Ensuring passivity and retrievability for immediate complete-arch implant-supported prostheses. J Prosthet Dent 2017;117:214–217.

[36] Lopes A, Maló P, de Araújo Nobre M, Sánchez-Fernández E, Gravito I. The NobelGuide All-on-4 treatment concept for rehabilitation of edentulous jaws: A retrospective report on the 7-years clinical and 5-years radiographic outcomes. Clin Implant Dent Relat Res 2017;19:233–244.

[37] Yamaguchi K, Ishiura Y, Tanaka S, Baba K. Influence of the rigidity of a provisional restoration supported on four immediately loaded implants in the edentulous maxilla on biomechanical bone-implant interactions under simulated bruxism conditions: A three-dimensional finite element analysis. Int J Prosthodont 2014;27:442–450.

[38] Mijiritsky E, Mortellaro C, Rudberg O, Fahn M, Basegmez C, Levin L. Botulinum toxin type a as preoperative treatment for immediately loaded dental implants placed in fresh extraction sockets for full-arch restoration of patients with bruxism. J Craniofac Surg 2016;27:668–670.